トップ専門医の「家庭の医学」シリーズ

スーパー図解

尿路結石症

再発させない治療と生活

【監修】
坂本善郎
順天堂大学医学部附属練馬病院泌尿器科先任准教授、泌尿器科科長

法研

はじめに

みなさんのご家族や友人、同僚のなかには何人かは尿路結石症になった人がいるのではないでしょうか。

かつて日本では、一生のうちに約20人にひとりの割合で尿路結石症に罹患するといわれていましたが、年々増えてきて、現在は約10人にひとりは尿路結石症になるといわれています。かなりの確率でかかる疾患になりました。

尿路結石症の症状としては、激烈な痛みと血尿がよく知られています。あの痛みを経験した方は「もう二度と経験したくない」、と思うことでしょう。さらに嘔気、嘔吐を伴うこともあります。そして同時に、他のより重大な疾患、特に急性腹症という緊急手術を要する疾患との鑑別が重要です。

尿路結石症の治療法はこの30年で１８０度転換しました。１９８０年頃まではほとんどが開腹手術で、尿管を切開してできるだけ結石を壊さないようにして摘出していました。その後に用いられるようになった内視鏡手術や体外衝撃波治療はまったく逆で、結石を粉々に粉砕する治療法に変わりました。現在では開腹手術はほとんど行われていません。皮膚を切開せず、何度でも施行できますが、結石の破片が残ってしまい再発は多くなったといわれています。

また最近、尿路結石症が増えた理由としてメタボリック症候群との関連が指摘されています。バランスのとれた食生活や、規則正しい生活をしていないと、尿路結石症に罹患しやすいといわれています。

ですから尿路結石症は生活習慣病の前段階ともいうことができます。そして尿路結石症にならないような生活をしていれば将来成人病にもなりにくいと考えていいでしょう。日本泌尿器科学会、日本泌尿器内視鏡学会、日本尿路結石症学会では、尿路結石症診療ガイドライン（最新２０１３年、第2版）を刊行しており、現在専門医はこれを参考にして治療を行っています。

本書は一般の方にも理解しやすいように、尿路結石症に関して、症状・診断・治療だけでなく、生成のメカニズム、予防などに関して詳細に、かつイラストを多用して大変わかりやすく記されています。結石になったことがある人も、まだなったことのない人も読んでいただき、ご自身やご家族の健康管理にお役立ていただければ幸いです。

最後に、株式会社　法研　編集部出版事業課　市田花子さん他の方々に深謝いたします。

平成27年1月5日
練馬高野台　順天堂大学練馬病院にて

坂本　善郎

第1章
尿路結石ってどんな病気？
The first chapter

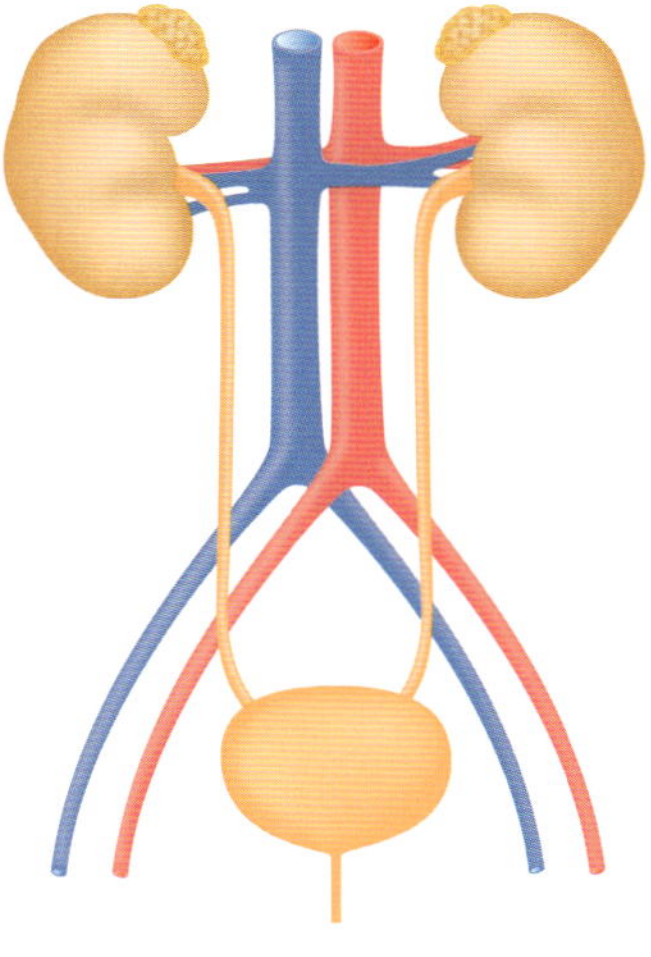

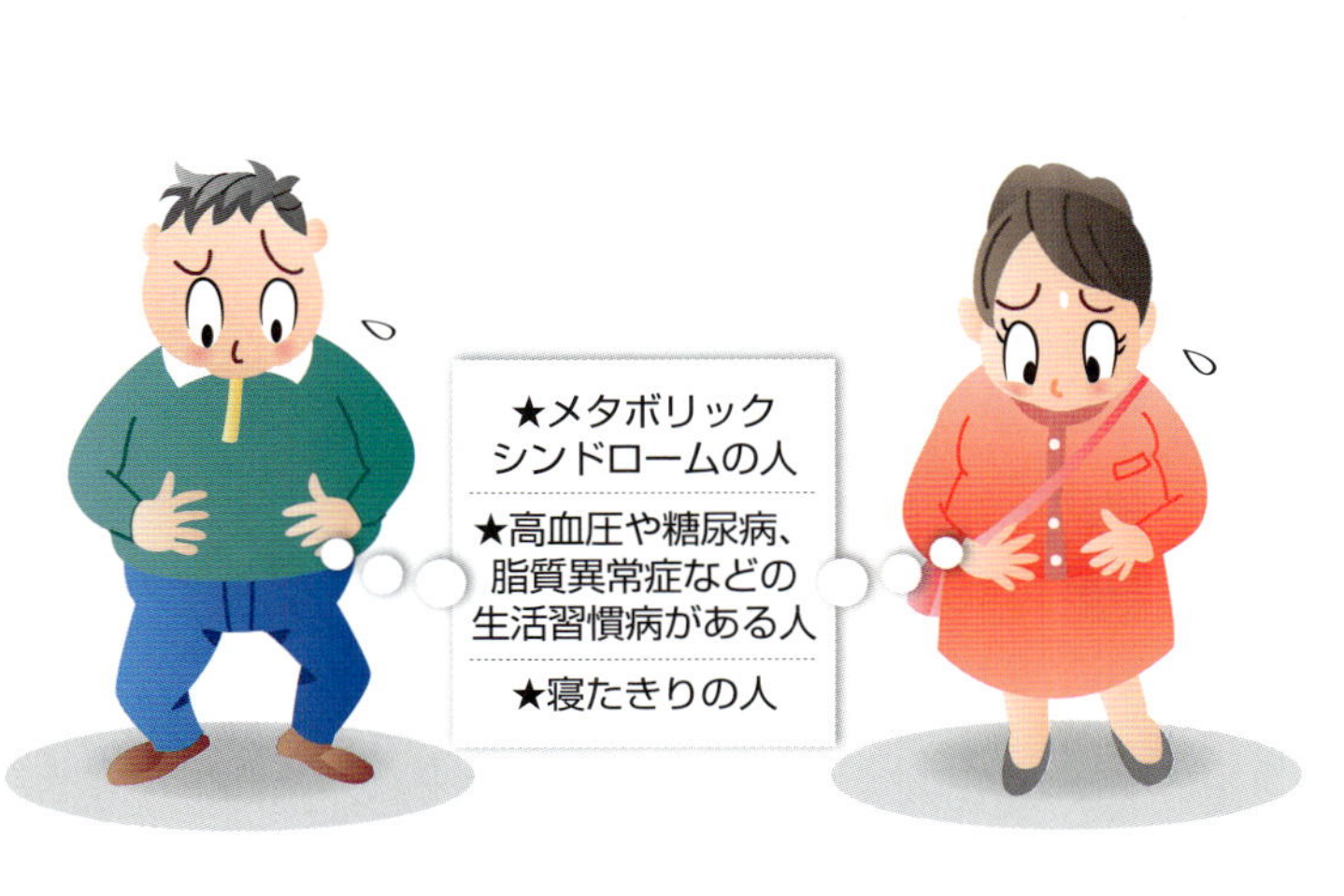

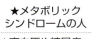

★メタボリック
シンドロームの人
★高血圧や糖尿病、
脂質異常症などの
生活習慣病がある人
★寝たきりの人

第2章 検査と診断
The second chapter

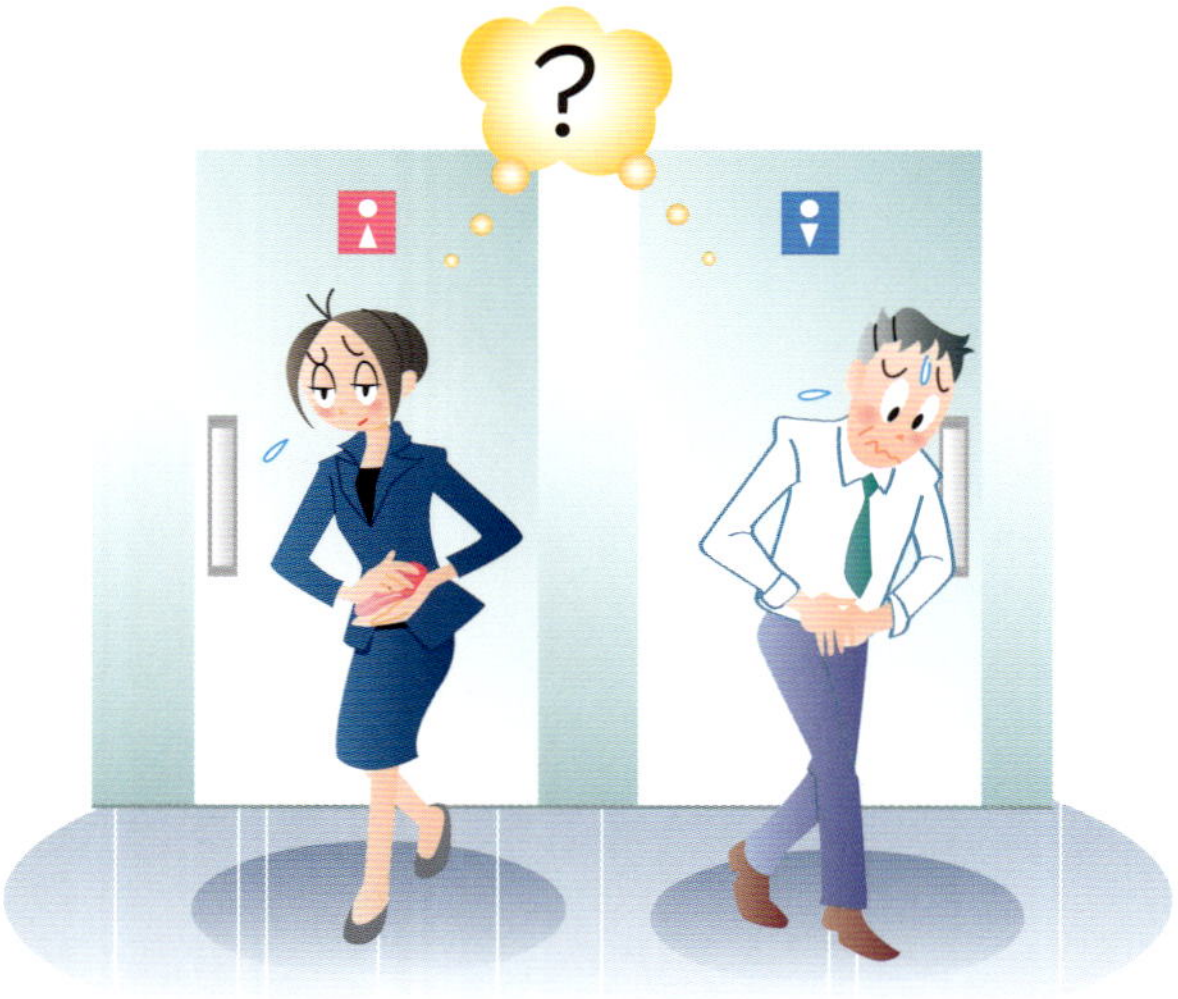

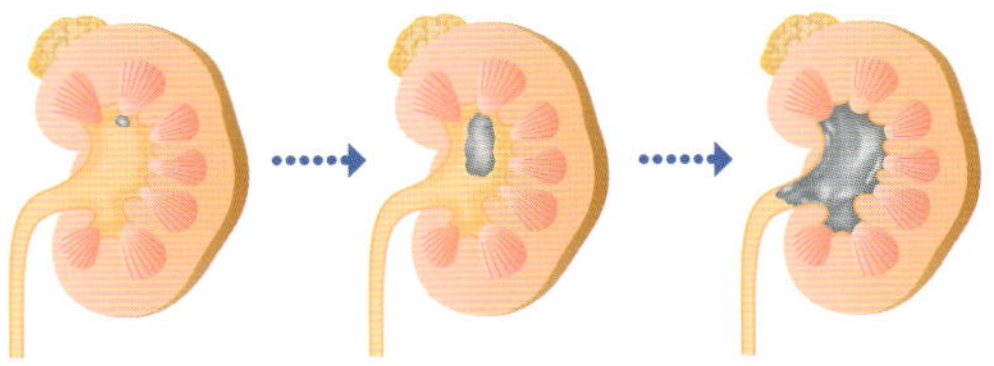

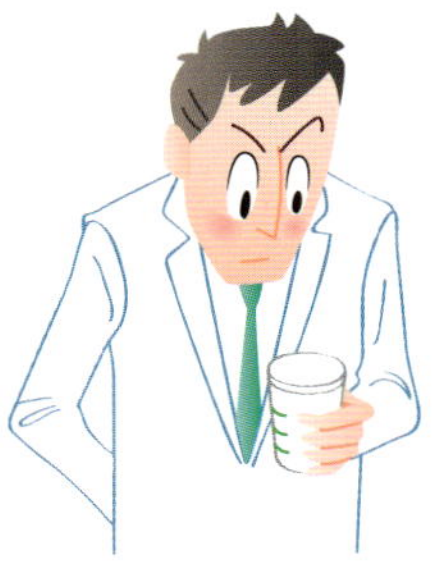

第3章 The third chapter
どのようにして治療するのか

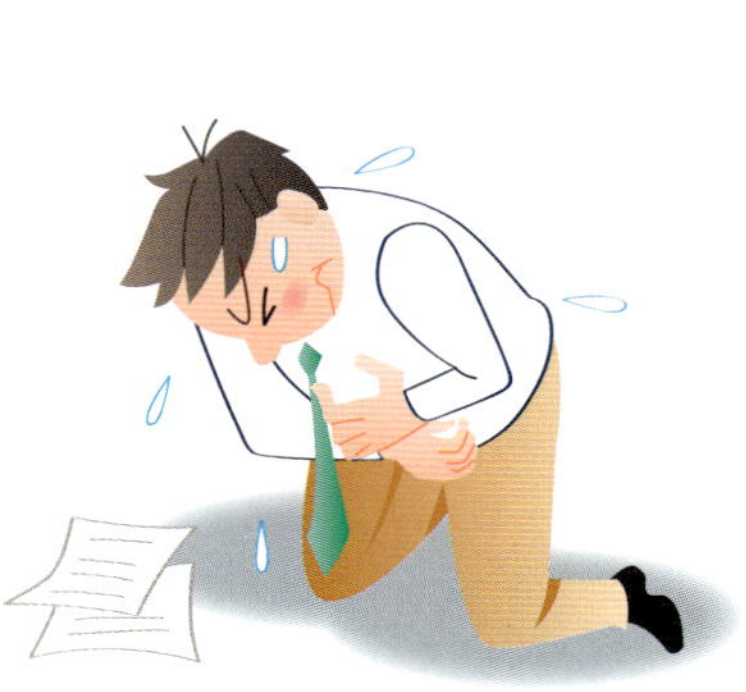

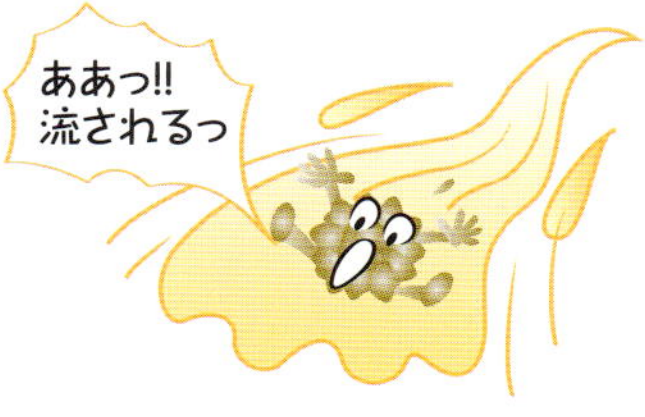

ああっ!!
流されるっ

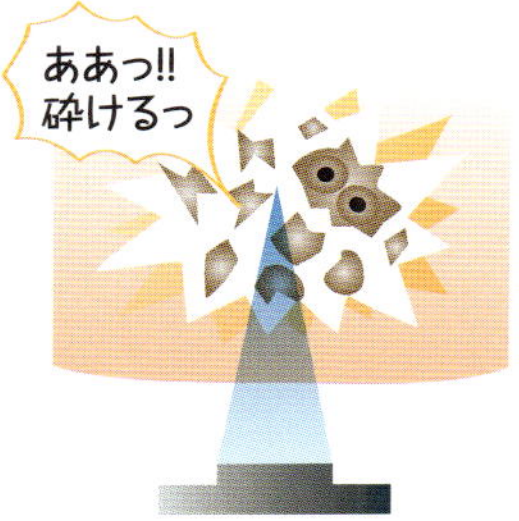

ああっ!!
砕けるっ

第4章 再発を防ぐには

The fourth chapter

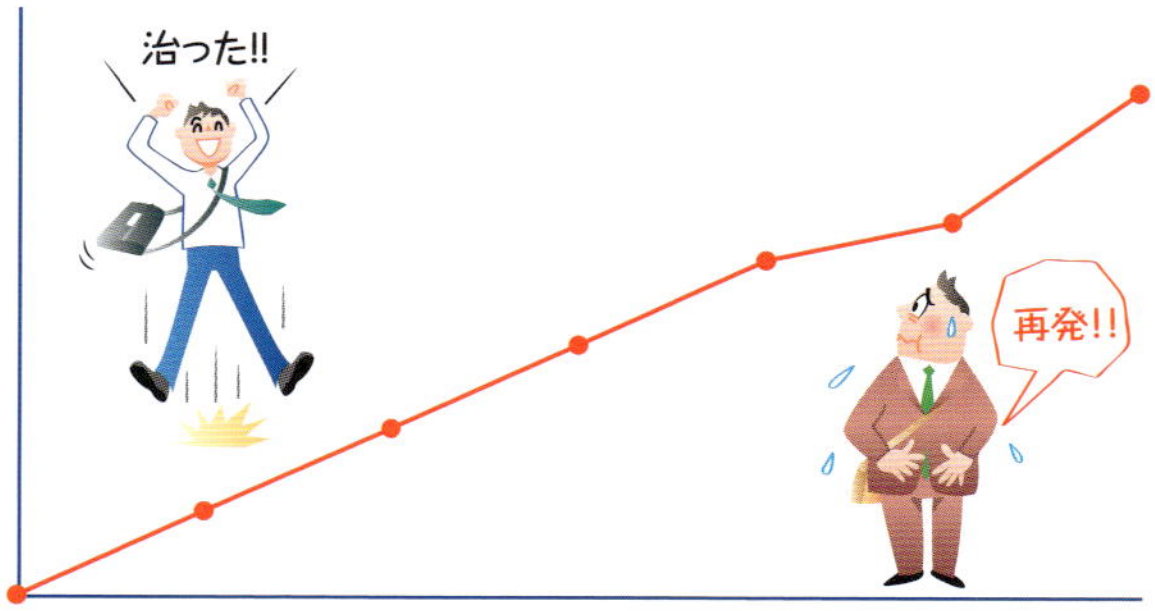

●本文中に＊がふってあります。読み進むうえでの参考にしてください。

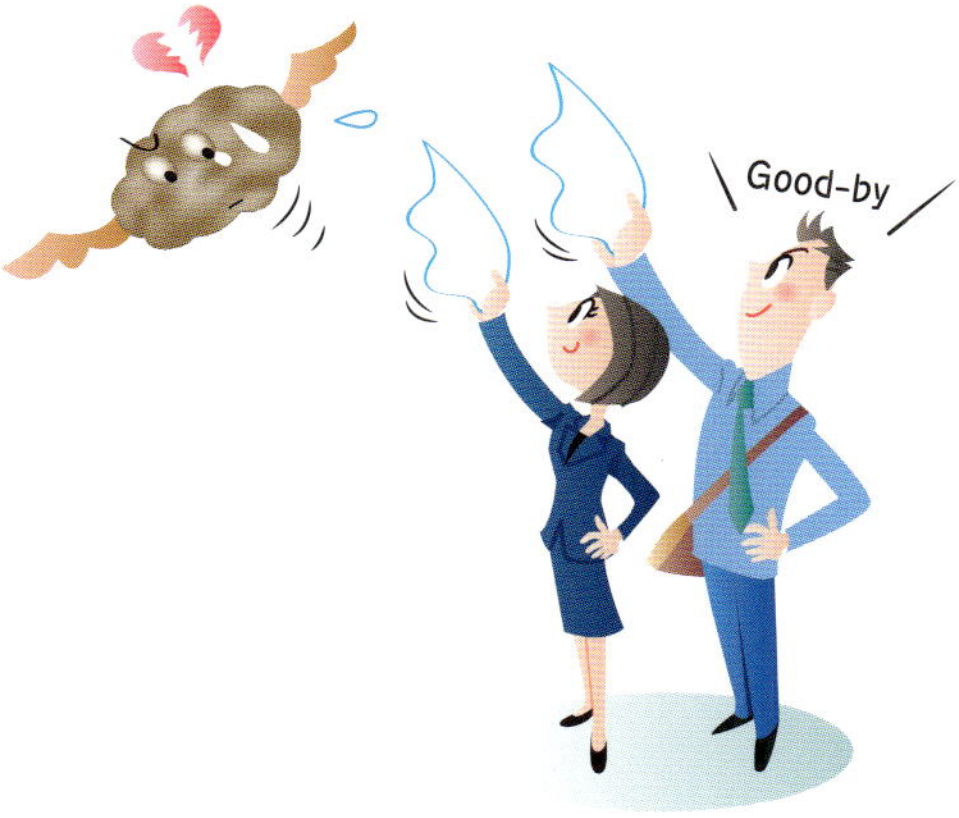

装丁　石原雅彦
カバー／本文イラスト　コミックスパイラる　井上秀一
本文デザイン・ＤＴＰ　㈱イオック
コミックスパイラる
編集協力　有限会社フリーウェイ
鈴木智子
津田淳子

第1章

The first chapter

尿路結石ってどんな病気？

「ある日突然、背中やわき腹に激しい痛みが襲ってきた！」尿路結石に見舞われた患者さんの多くが、そのときの七転八倒の苦しみを語ります。誰もがかかる可能性のある尿路結石。その正体とメカニズムを知り、予防や再発防止に役立てましょう。

年々増え続ける尿路結石

年間罹患率、生涯罹患率は増加している

尿の通り道である、腎盂《じんう》、尿管、膀胱《ぼうこう》、尿道をまとめて「尿路」といいます。尿路結石は、この尿路に石ができて詰まり、さまざまな症状を引き起こすものです。

近年、尿路結石を患う人は増え続けており、泌尿器科外来では非常に頻度の高い疾患の1つになっています。尿路結石は結石のできる場所によって、大きく「上部尿路結石」と「下部尿路結石」に分けられ、約96％が「上部尿路結石」です。

2005年に実施された日本尿路結石症学会による全国調査では、上部尿路結石の年間罹患率は人口10万人あたり134人。1965年の約3倍、1995年の約1・6倍となっています。年間罹患率とは、1年間に新たに尿路結石にかかった人の割合をいいます。男女の比率は、2・4対1で男性のほうが多くなっています。

また、生涯罹患率は、男性は15・1％、女性は6・8％でした。つまり、男性の7人に1人、女性の15人に1人は、一生に一度は尿路結石にかかるのです。決してまれな病気ではありません。この生涯罹患率も、1995年に比べると、男性は約1・7倍、女性も約1・8倍となっています。

このように、ここ10年間だけをみても、尿路結石は急激に増えています。その主な原因としては、食生活やライフスタイルの変化、高齢化の進行、診断技術の向上による早期発見などが挙げられます。

「尿路結石」を患う人は増え続けている

「尿路」に石ができて詰まることを「尿路結石」という

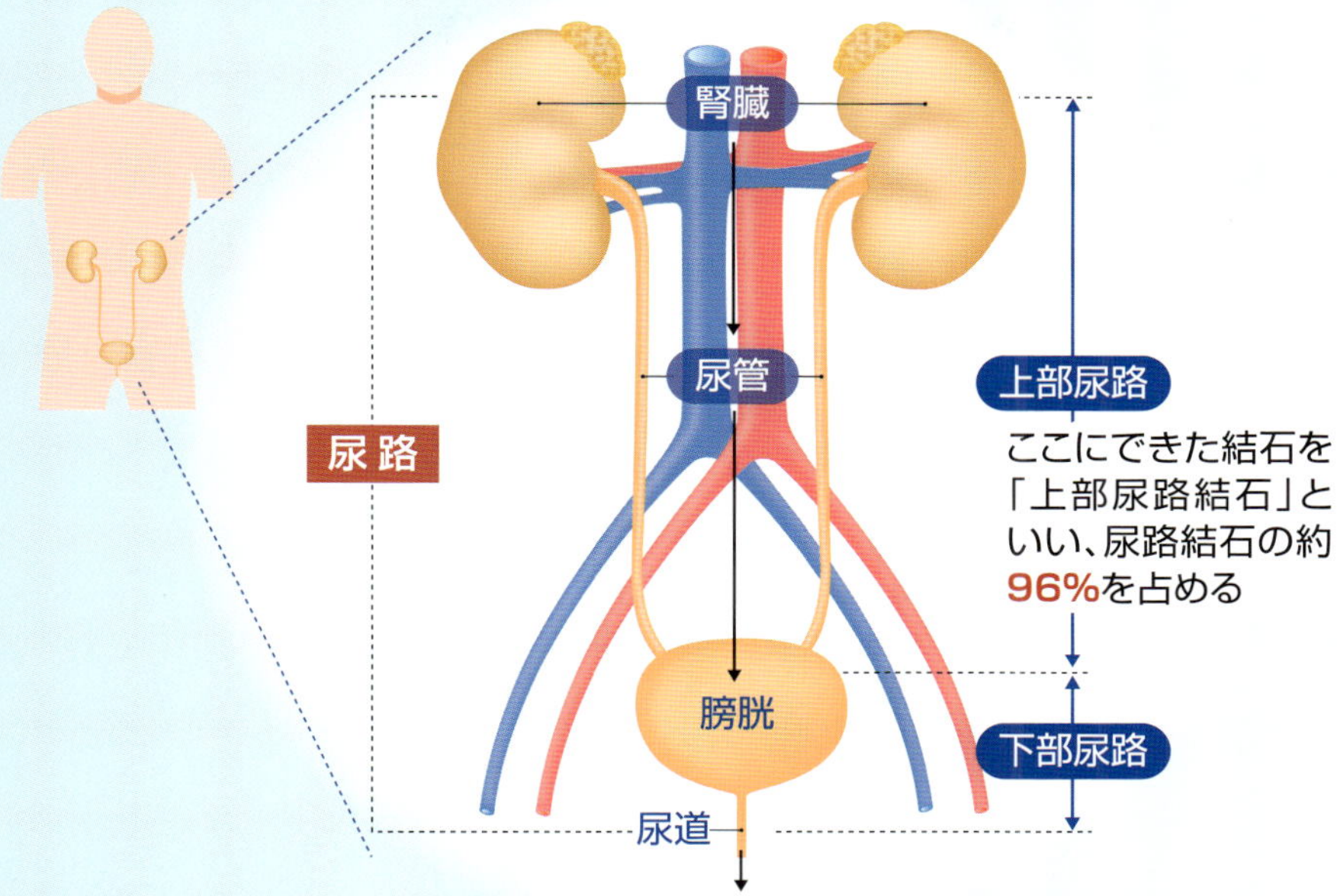

上部尿路結石の年間罹患率

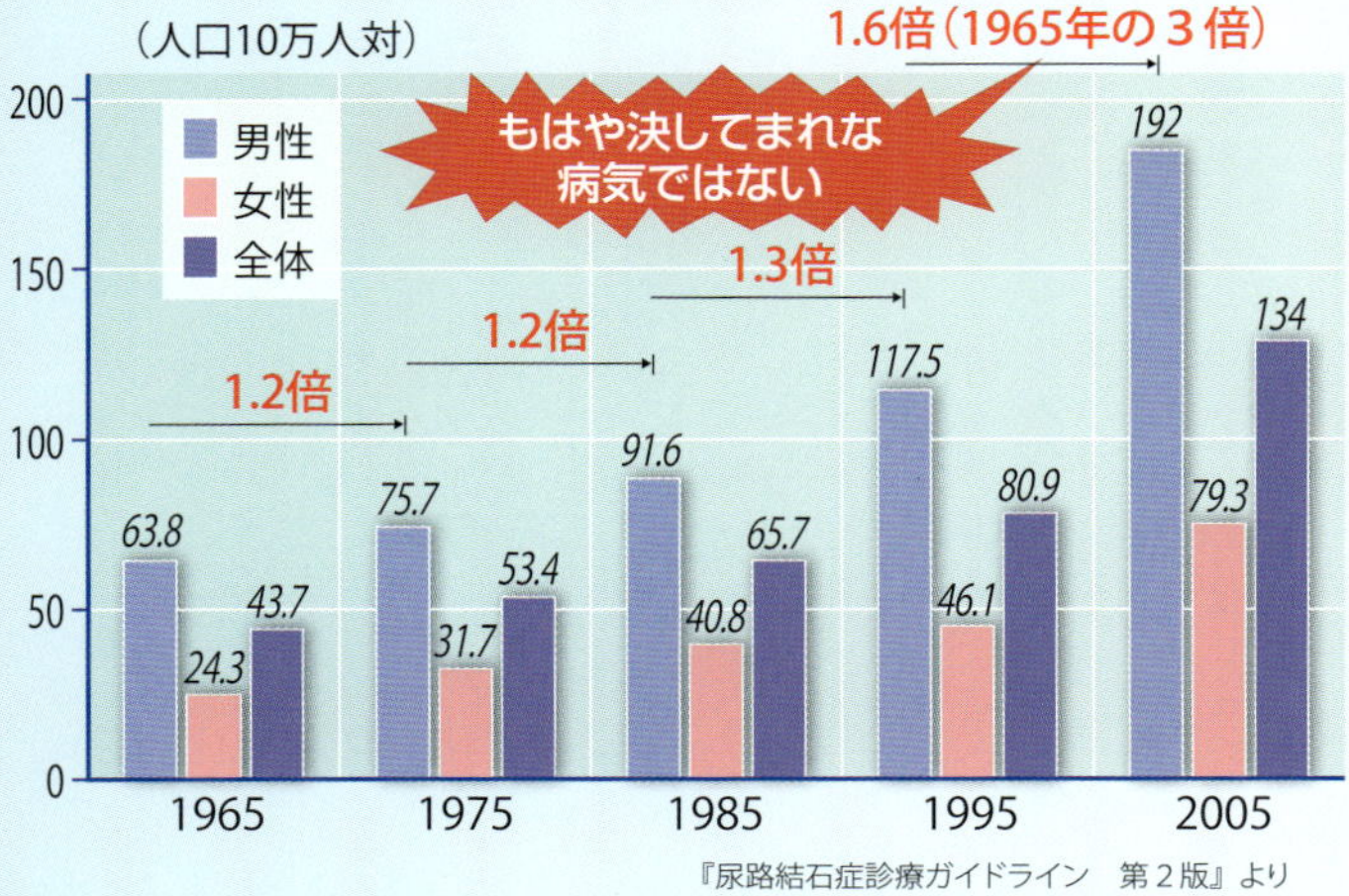

『尿路結石症診療ガイドライン　第2版』より
金原出版　2013年

生涯罹患率

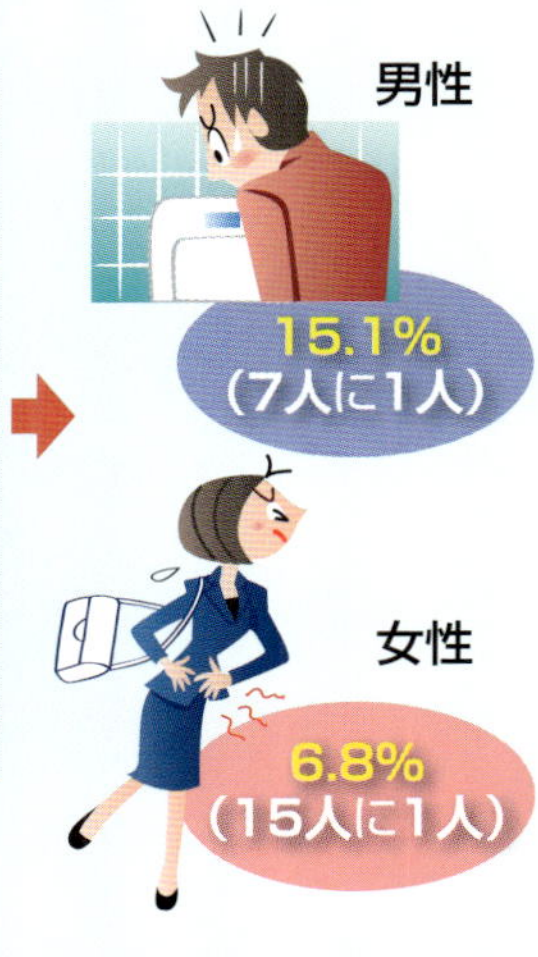
男性
15.1%
（7人に1人）
女性
6.8%
（15人に1人）

こんな人がなりやすい

今述べましたように、男性と女性では男性のほうがかかりやすく、なかでも30～50代に多くみられます。女性の場合は、閉経となる50代以降に発症が増えるという特徴があります。かつては、男性は20～40代、女性も20代にピークがありましたが、徐々に年齢層が上がり、現在は、発症のピークは中高年層へと移行しています。

また、肥満との関連が深く、尿路結石の男性患者の約40％、女性患者の約25％に肥満がみられます。どの年齢層を見ても、結石患者の肥満率は一般国民より明らかに高くなっています。肥満の人は、尿路結石の発症リスクが2倍になる、という報告もあります。

同様に肥満と密接な関係がある、高血圧症や糖尿病、*脂質異常症などの生活習慣病を合併する頻度も高くなっています。つまり、メタボの人は尿路結石症にもなりやすいといえます。このようなことから、尿路結石も生活習慣病の1つとして、*メタボリックシンドロームの診断基準に加えるべきという専門家は少なくありません。尿路結石は、生活習慣の乱れを示すサインです。今は合併症がないからといって安心はできません。放置しておくと、糖尿病や動脈硬化、心疾患、脳血管障害を引き起こす恐れがあるので注意が必要です。

そのほか、寝たきりの人も、尿路結石になりやすいといわれています。運動ができないので、カルシウムが骨から血中に溶け出して、尿中に大量に排泄されるため、カルシウム結石ができやすくなるのです。十分に水分を補給するとともに、介護者が積極的に手足を動かしてあげるといいでしょう。

尿路結石は、生活習慣の乱れを示すサイン

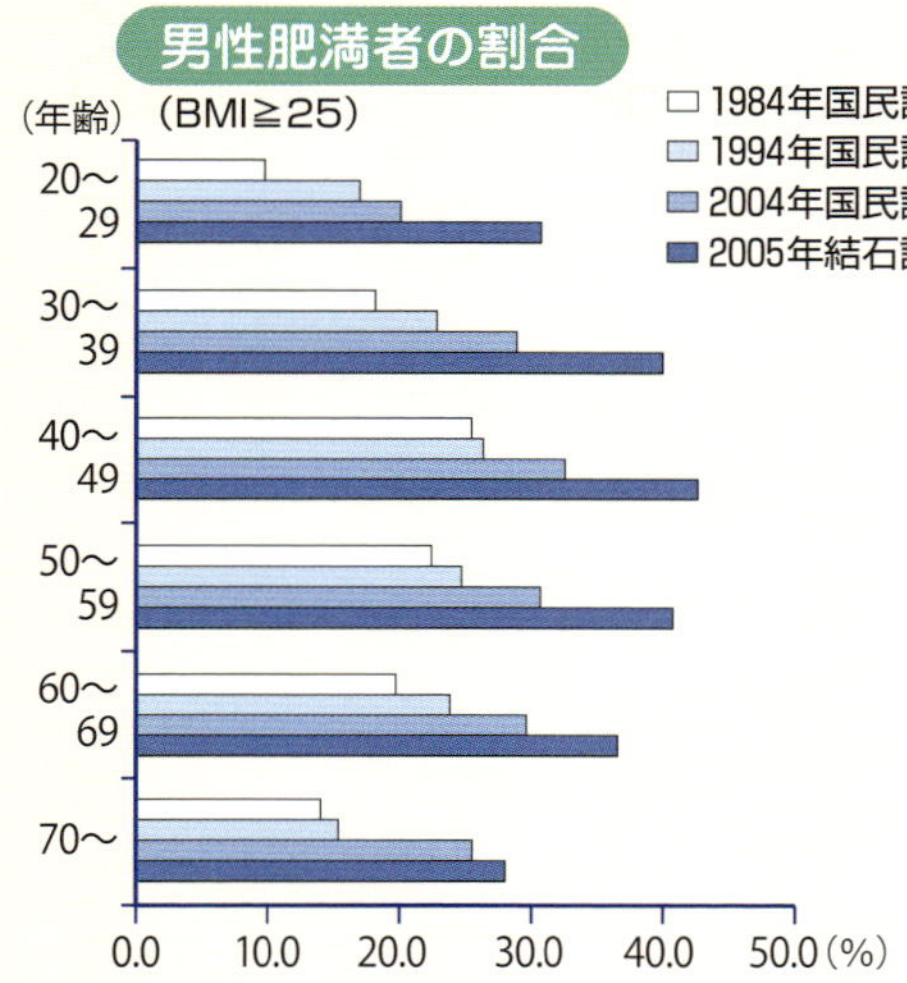

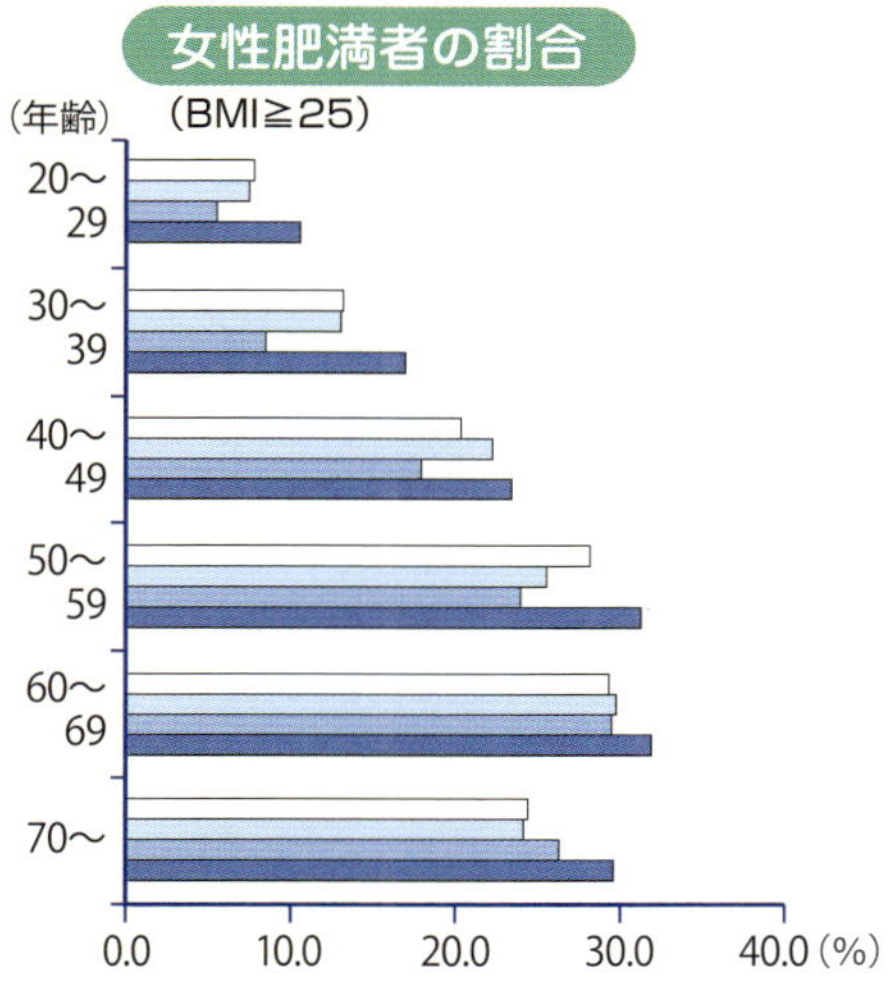

結石患者の肥満度を調査したところ、男女ともに結石患者の肥満率は一般国民より高かった

『尿路結石症診療ガイドライン　第２版』より

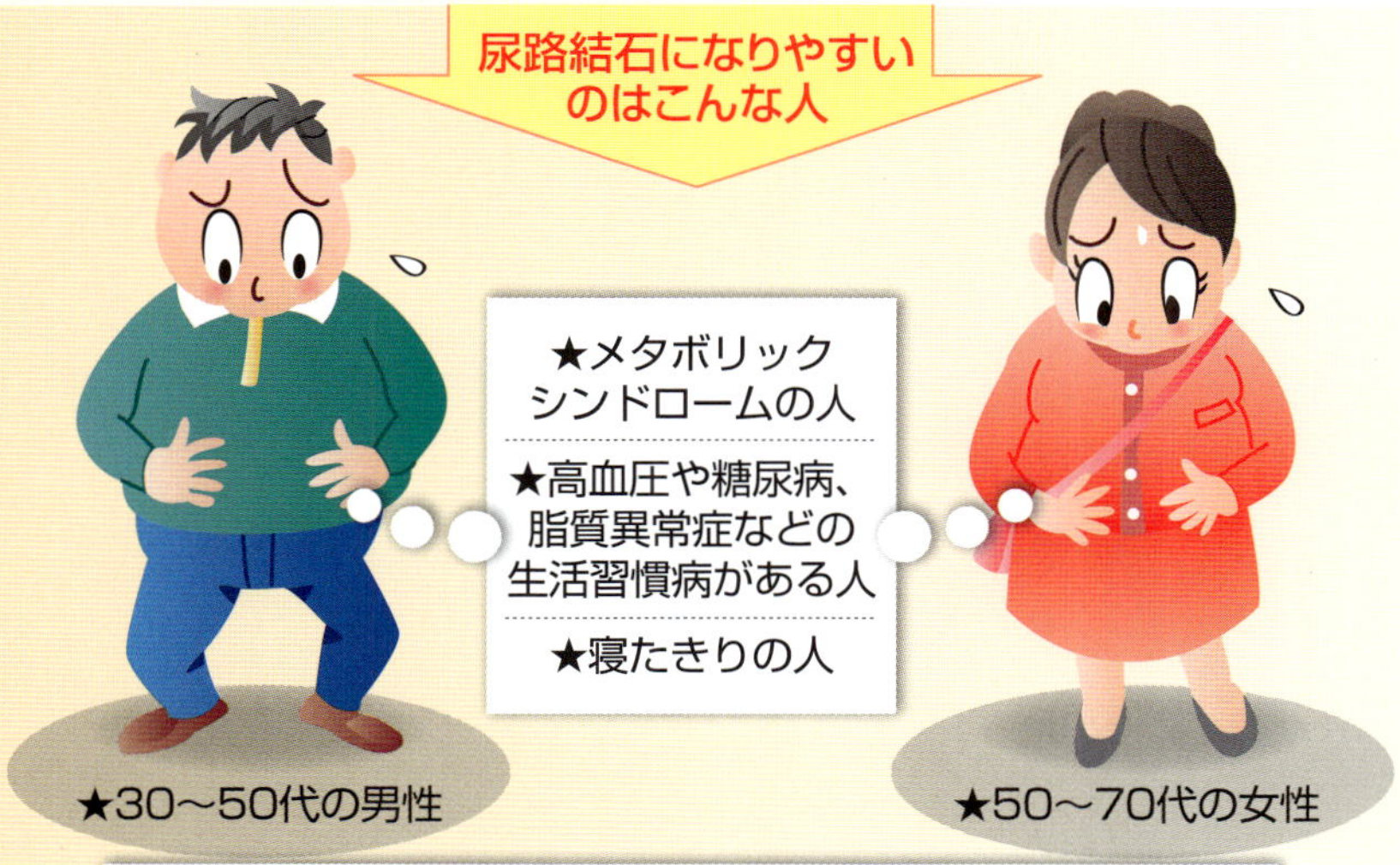

尿路結石になりやすいのはこんな人
★メタボリックシンドロームの人
★高血圧や糖尿病、脂質異常症などの生活習慣病がある人
★寝たきりの人
★30〜50代の男性
★50〜70代の女性

★BMIが25以上の肥満している人

BMI＝現在の体重(kg)÷ 身長(m)÷ 身長(m)
標準体重(kg)＝身長(m)× 身長(m)×22

尿のトラブル、こんな症状に注意！

七転八倒の苦しみ

　結石のある場所やその大きさによって、尿路結石の症状は異なります。特に自覚症状はなく、たまたま人間ドックなどで発見されるケースもありますが、一般には、次のような症状があるときは尿路結石が疑われます。

①疝痛《せんつう》発作

　尿路結石の代表的な症状です。突然、背中やわき腹、下腹部などに激しい痛みが起こります。この痛みを経験した患者さんが「七転八倒の苦しみ」というように、あまりの痛みに悶絶状態になり、救急車で搬送される人も少なくありません。このような突然の激痛を「疝痛発作」といいます。

　疝痛発作は、多くの場合、腎臓でできた結石が、狭い尿管に落ちたときに起こります。結石によって尿管が詰まると、尿の流れがせき止められ、腎臓に逆流して「腎盂」と呼ばれる部分の内圧が急激に高まります。そのため、なんとか尿を下に押し戻そうとして、尿管が激しくけいれんします。このとき、腎臓をおおっている腎被膜も緊張します。この尿管のけいれんに腎被膜の緊張が加わって、激しい痛みが生じると考えられています。

　しばらくすると、問題のある方の腎臓は一時的に尿の産生を低下させ、しだいに内圧は下がってきます。腎盂や尿管の壁も伸びるので、さらに内圧が下がり、痛みが治まってきます。また結石が移動す

突然襲う激しい痛み——疝痛発作

疝痛発作のメカニズム

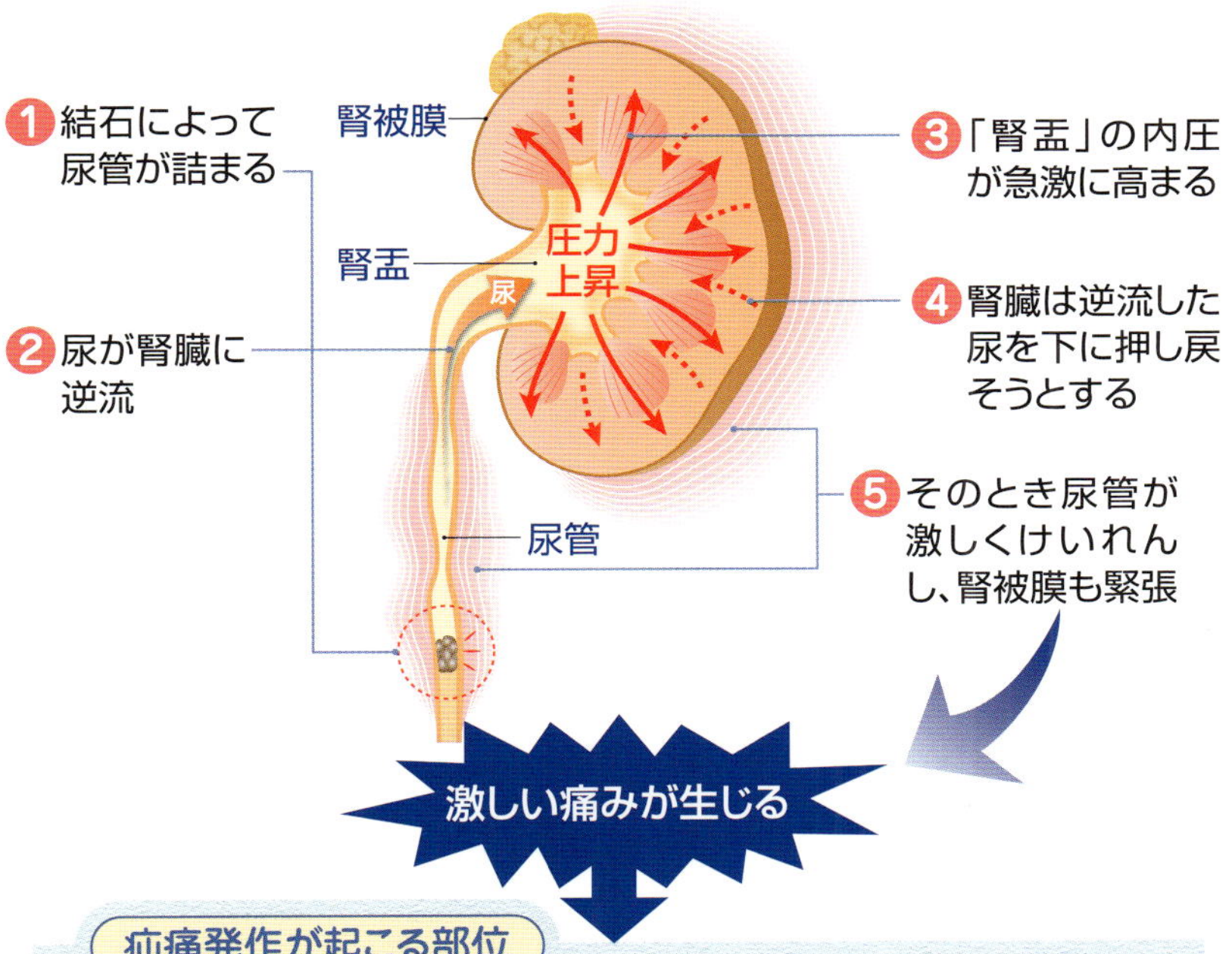

疝痛発作が起こる部位

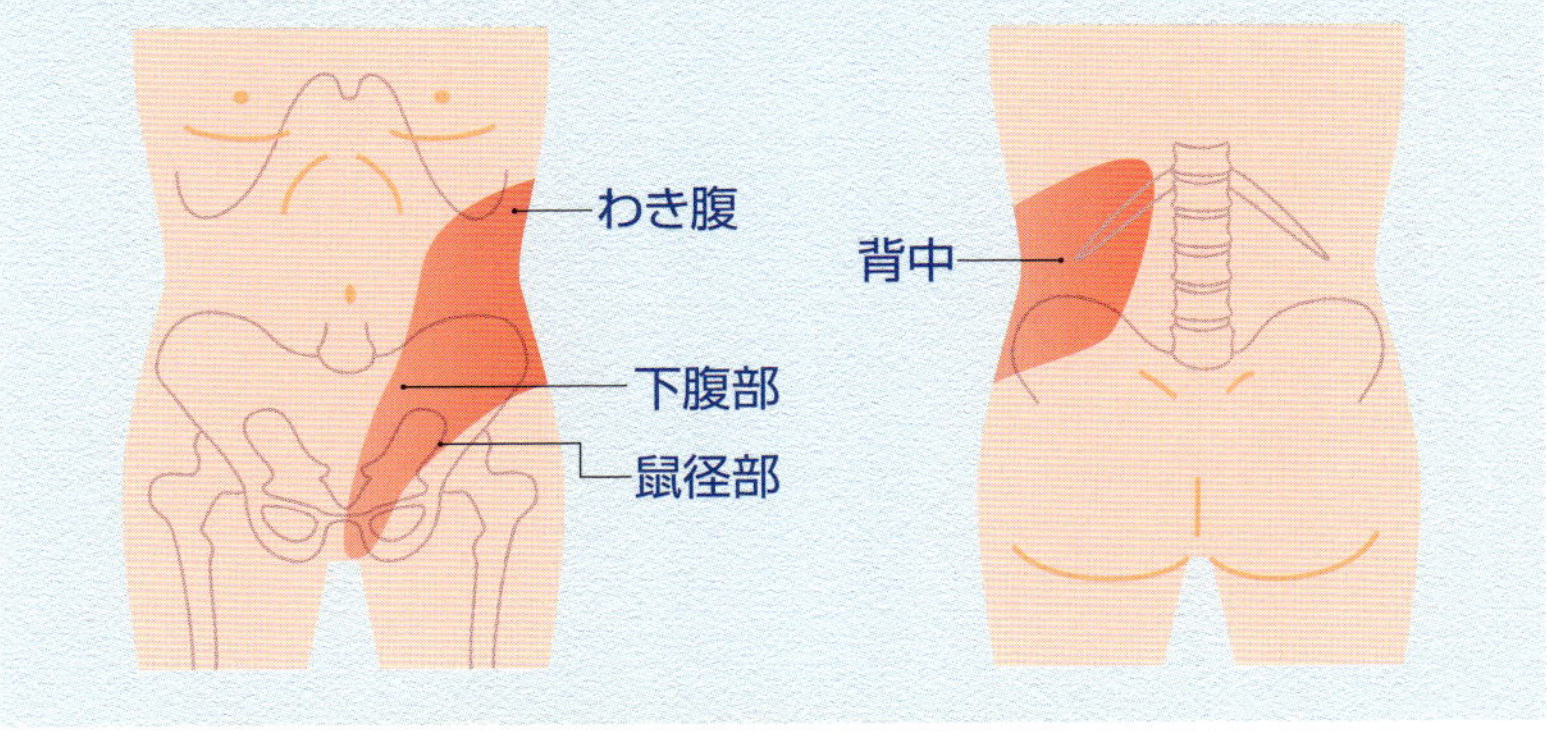

症状 痛みが一度で終わる場合や、数時間間隔で間欠的に起こることもある

き間ができて尿が流れることもあります。こうしているうちに、結石が膀胱に落ちれば、痛みはなくなります。しかし、そのまま尿管にとどまった場合は、尿がたまってくると再び疝痛発作が起こります。ですから、疝痛発作は一度で終わることもあれば、数時間間隔で間欠的《かんけつてき》（起きたり、止んだりを繰り返す）に起こることもあります。発作時には、吐き気や冷や汗を伴うこともあります。

②血尿

尿路結石では、結石が詰まって尿路がけいれんを起こしたときや、結石が尿の流れに乗って移動するときに、尿路の粘膜を傷つけがちです。その際に出血し、尿に混じって排泄されるため、血尿がみられます。その程度はさまざまで、肉眼ではっきりわかることもあれば、顕微鏡で見なければわからないこともあります。

血尿に気づいたら、まずは受診しましょう。まったく痛みを感じなくても、尿路結石の可能性があります。膀胱がんや腎がんなど、深刻な病気が隠れていることもありますので、注意が必要です。

③その他の症状

尿路結石の主症状は、前述の疝痛発作と血尿ですが、結石の位置や大きさによっては、次のような症状が出ることもあります。

結石が膀胱にあるときは、頻尿《ひんにょう》（トイレが近くなる）や残尿感があり、膀胱炎*に似た症状を示します。また、尿道にあるときは、排尿痛や排尿困難が起こりがちです。さらに、結石によって尿が滞留すると細菌感染を起こしやすくなり、尿が濁ったり、発熱することもあります。

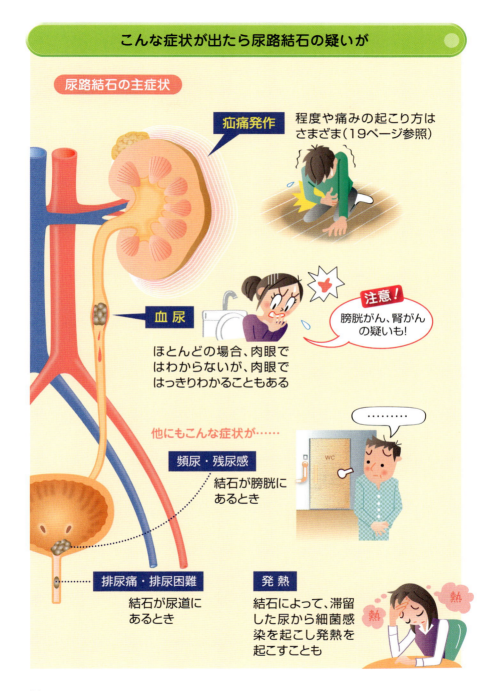

こんな症状が出たら尿路結石の疑いが

尿路結石の主症状

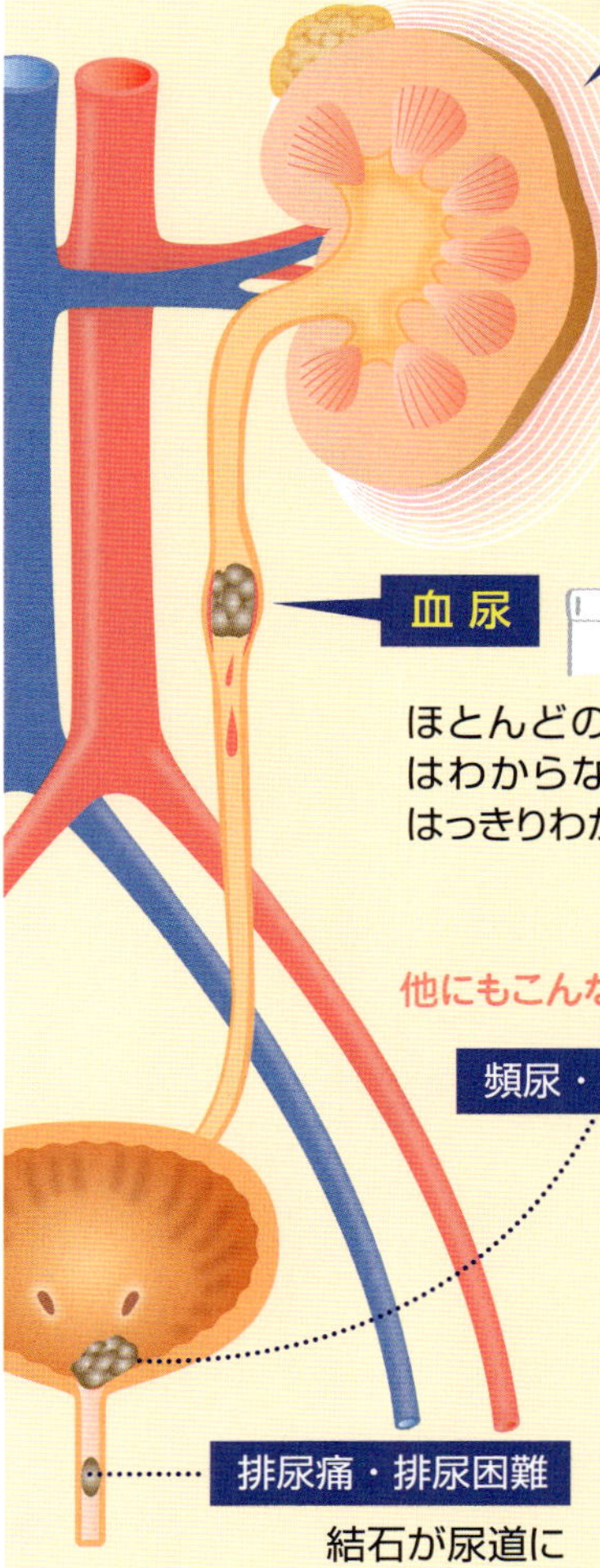

疝痛発作

程度や痛みの起こり方はさまざま（19ページ参照）

血 尿

注意！

膀胱がん、腎がんの疑いも！

ほとんどの場合、肉眼ではわからないが、肉眼ではっきりわかることもある

他にもこんな症状が……

頻尿・残尿感

結石が膀胱にあるとき

……….

排尿痛・排尿困難

結石が尿道にあるとき

発 熱

結石によって、滞留した尿から細菌感染を起こし発熱を起こすことも

尿路のしくみ

尿はこうしてつくられる

尿路は別名「泌尿器」ともいい、腎臓、尿管、膀胱《ぼうこう》、尿道からなっています。腎臓は腰の高さあたりに背骨をはさんで左右一対あり、ソラマメのような形をしています。大きさは、大人の握りこぶしより一回り大きい程度です。

全身から集められた血液は腎臓に流れ込み、「糸球体《しきゅうたい》」と呼ばれる部分で濾過されます。このとき、分子の大きい血球やたんぱく質などは濾過されずに血管内に戻ります。老廃物や塩分、糖分、水分などは濾過《ろか》され、尿の元となる原尿になります。その量は、成人で1日に約150リットル、およそドラム缶1本分にもなります。

原尿は、糸球体を包んでいるボウマン嚢《のう》へ、さらに尿細管へと運ばれます。この尿細管を流れるうちに、ブドウ糖、カルシウム、カリウム、ナトリウムなどの体に必要な栄養素や水分は再吸収されます。こうして、原尿の99％は再吸収されて血液中に戻り、再び体の中を循環します。ですから、老廃物として、つまり尿として排泄されるのはわずか1％。1日あたりの尿量は、1・5リットル程度になります。

この尿をつくる働きをする、糸球体、ボウマン嚢、尿細管を合わせて「ネフロン」と呼んでいます。1つの腎臓の中には約100万個のネフロンがあり、左右合わせて200万個となります。ネフロンは、絶えず濾過と再吸収を繰り返し、原尿を濃縮して尿を生成しているのです。

尿は腎臓でつくられる

腎臓の構造

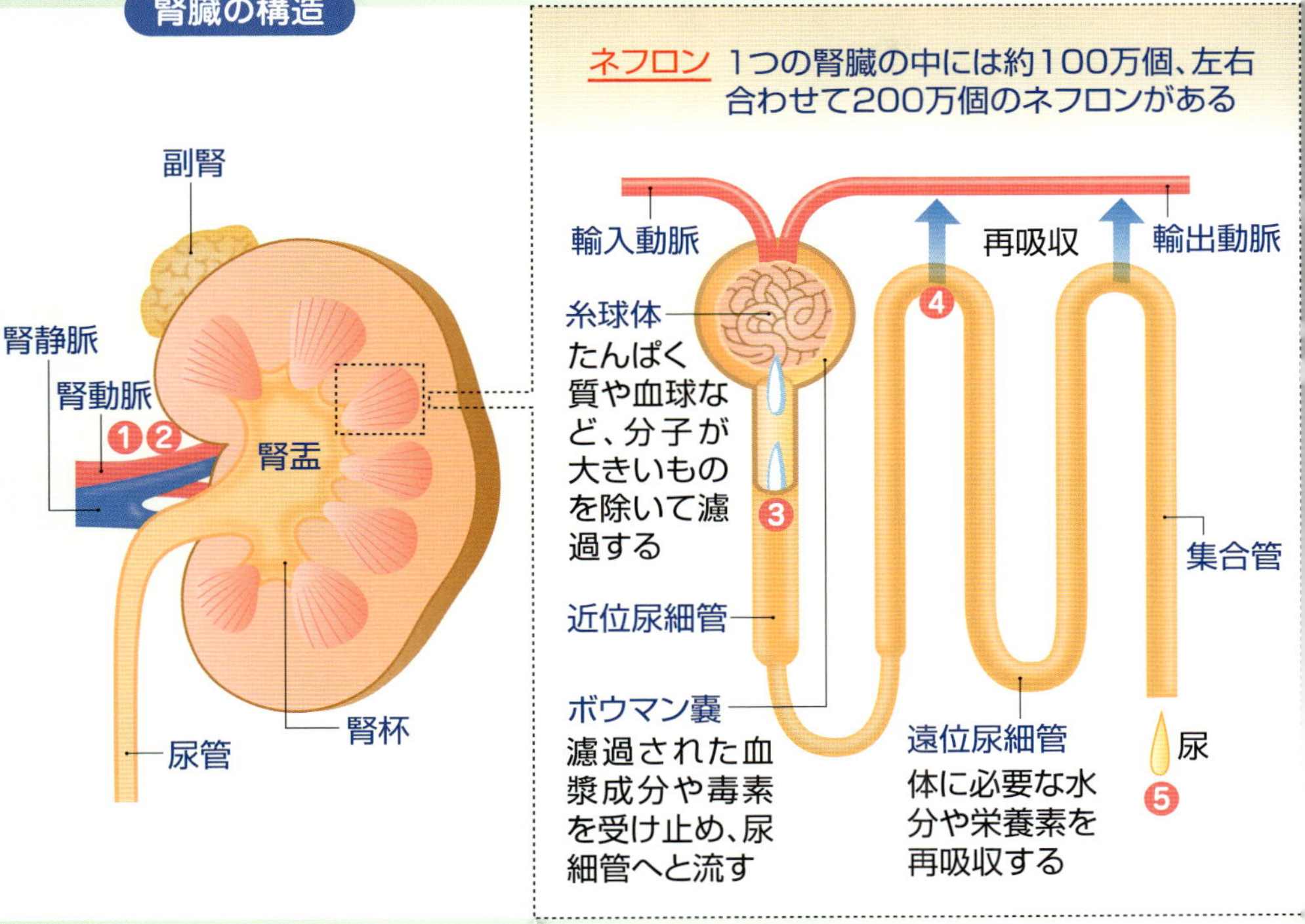

尿をつくるしくみ

1. 全身から集められた血液は腎動脈から腎臓へ
2. 血球やたんぱく質は血液中に戻る
3. 糸球体で老廃物、塩分、糖分、水分などを濾過し、原尿になる
4. 原尿はボウマン嚢、尿細管を流れながら、体に必要な栄養素、水分を再吸収されて血液中に戻り、再び体内を循環する
5. 原尿のわずか1%が老廃物として体外へ排出される

正常な排尿とは？

ネフロンでつくられた尿は、腎盂に集められます。さらに蠕動運動《ぜんどううんどう》によって尿管から膀胱に運ばれます。尿管の太さは4～7ミリ、長さは25～30センチです。粘膜はひだ状になっており、尿が運ばれるときには伸びて広がります。

膀胱も伸縮性のある袋状の臓器です。尿がたまってくるとゴム風船のように少しずつ広がっていきます。ある程度たまるとその刺激が大脳に伝わり、尿意が起こります。一般には、100～150ミリリットルで軽い尿意を覚え、250～350ミリリットルで強く感じます。

排尿の準備が整うと脳からゴーサインが出て、膀胱の筋肉が収縮するとともに尿道括約筋《かつやくきん》がゆるみ、排尿となります。尿道の長さは男性は約20センチ、女性は約4センチです。膀胱に尿をためているときは、尿道はしっかり閉じて尿をもらさないしくみになっています。

正常な排尿とは、尿を200ミリリットル程度はためられ、特に力まなくても勢いよく出せるものをいいます。その際に痛みや不快感、残尿感などはないのがふつうです。尿漏れや頻尿もなく、自分の意思で尿意をコントロールできます。また、健康な成人の1回の排尿量は約300ミリリットル、1日の排尿回数は5～7回、夜間は0～1回です。排尿回数は、年齢や季節、精神状態などによって異なってきますが、あまりにも多かったり少なかったりするのは、正常とはいえません。

尿は便とともに、体の健康状態をあらわすバロメーターです。違和感や残尿感があるときは、早めに受診しましょう。

正常な排尿の目安

「排尿」は体の健康状態をあらわすバロメーター

◇ 正常な排尿 ◇

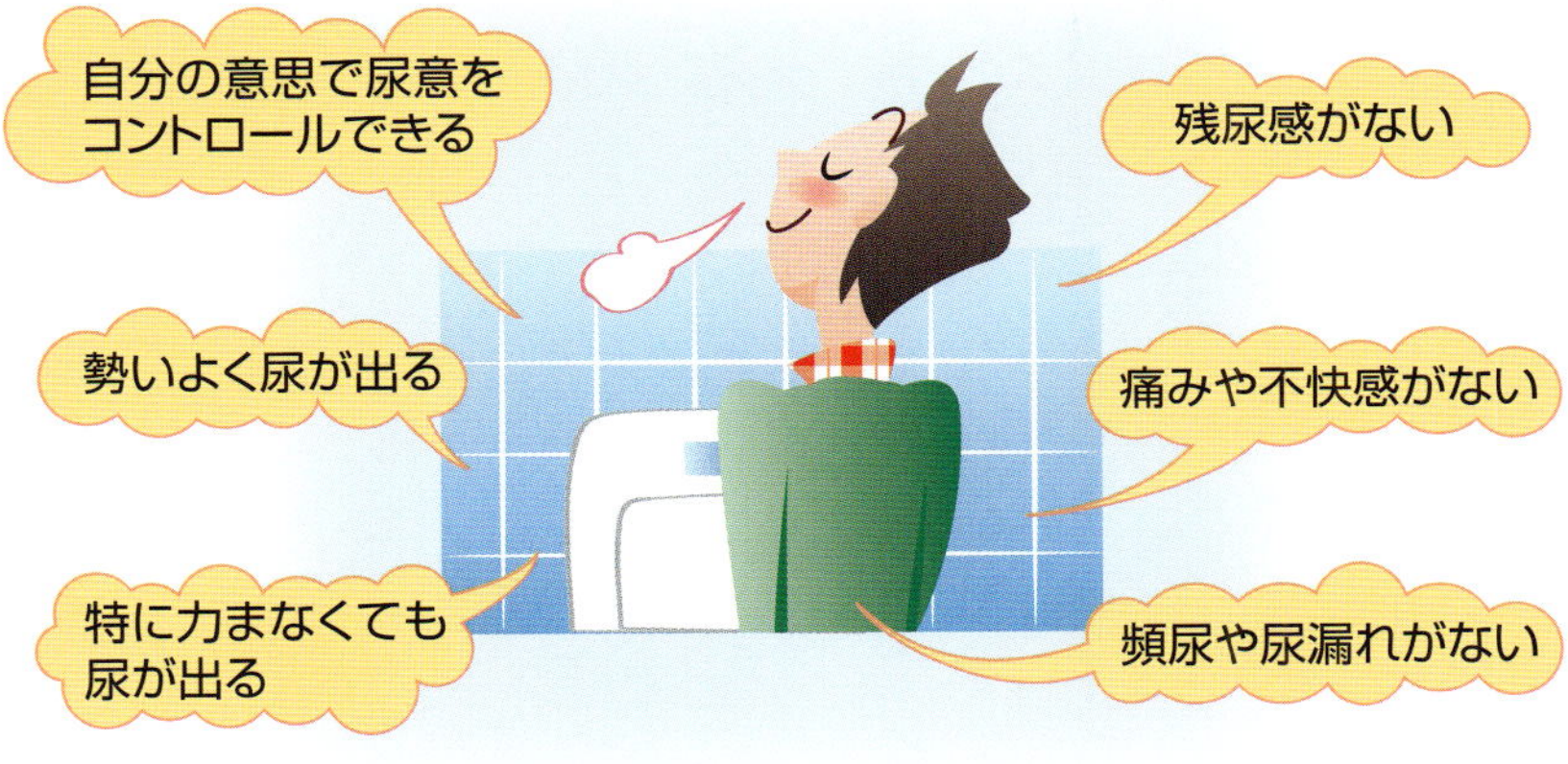
自分の意思で尿意をコントロールできる
勢いよく尿が出る
特に力まなくても尿が出る
残尿感がない
痛みや不快感がない
頻尿や尿漏れがない

◇ 正常な排尿の目安 ◇

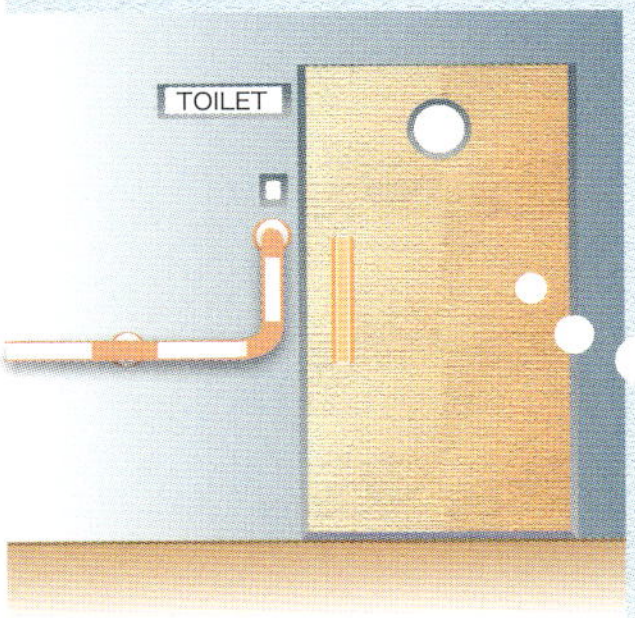

●1日の尿量	約1～2L
●1回の排尿量	200～400mL
●1回の排尿時間	約30秒
●1日の排尿回数	日中5～7回 夜間0～1回

＊夜間とは就寝から起床まで

排尿時に違和感や残尿感があるときは、早めの受診を!!

結石ができるメカニズム

結石を引き起こす物資

尿路結石を引き起こす主な物質として、シュウ酸、リン酸、カルシウム、尿酸、リン酸マグネシウムアンモニウム、シスチンなどがあります。

尿中でシュウ酸とカルシウムが結合してできた結石が「シュウ酸カルシウム結石」、リン酸とカルシウムが結合してできた結石が「リン酸カルシウム結石」です。

尿路結石の中でもっとも多くみられるのは、このシュウ酸カルシウム結石です。リン酸カルシウム結石は、シュウ酸カルシウムが少し混じっていることが多く、リン酸カルシウムのみの結石はまれです。

また、尿酸が結晶化してかたまったものが、「尿酸結石」です。尿中に尿酸が多いときや、尿が酸性に傾いているときにできやすくなります。

リン酸マグネシウムアンモニウムを主成分とする「リン酸マグネシウムアンモニウム結石」は、細菌感染によって、尿のアルカリ度が高まったときにできやすくなります。短期間に大きくなりやすい性質があり、腎盂や膀胱全体に広がることもあります。

シスチンはアミノ酸の一種です。このシスチンが、尿細管から再吸収されにくくなることによって起こるのが「シスチン結石」です。これは遺伝性の病気で、青少年期に発症し、再発を繰り返すという特徴があります。原因となる遺伝子は発見されており、現在研究が進められています。

結石の原因となる物質はさまざま

尿路結石の原料となるおもな物質は以下の６つ

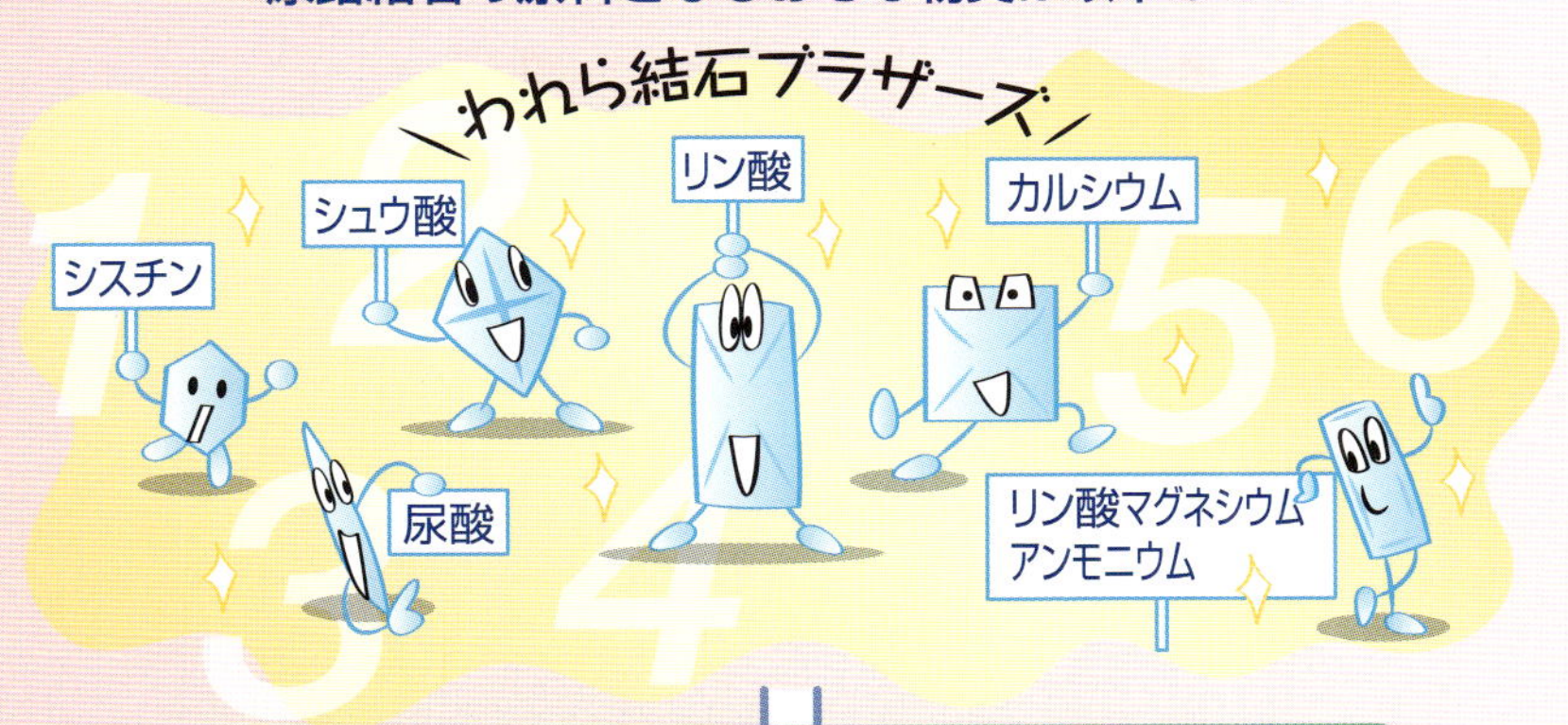

原料やその組み合わせで結石の種類もさまざまある

シュウ酸カルシウム結石

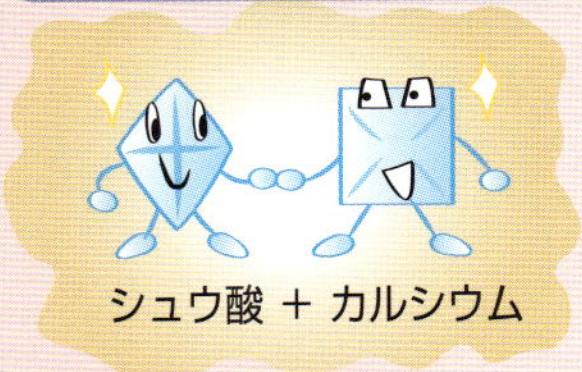

尿路結石のおよそ8割を占め、圧倒的に多い

尿酸結石

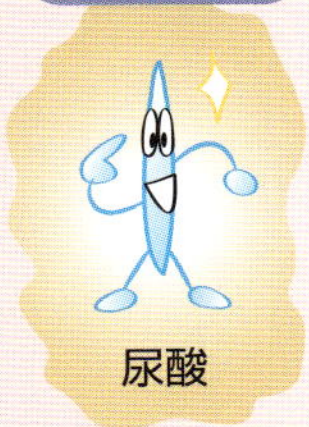

尿酸の代謝異常がある人や尿が酸性になったときできやすい

シスチン結石

遺伝的にシスチンが再吸収されないため、尿中に多く排出されて結石をつくる

リン酸カルシウム結石

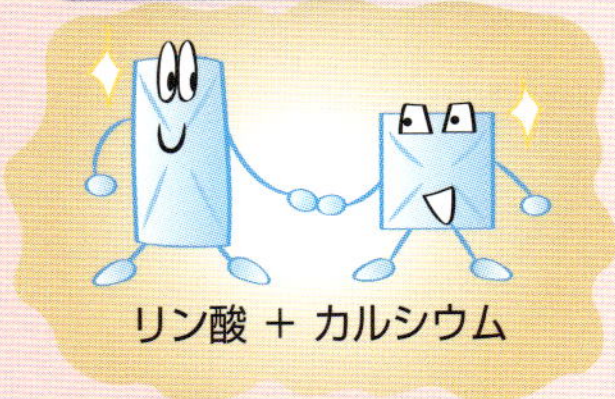

リン酸カルシウムにシュウ酸カルシウムが混じっていることがほとんど

リン酸マグネシウムアンモニウム結石

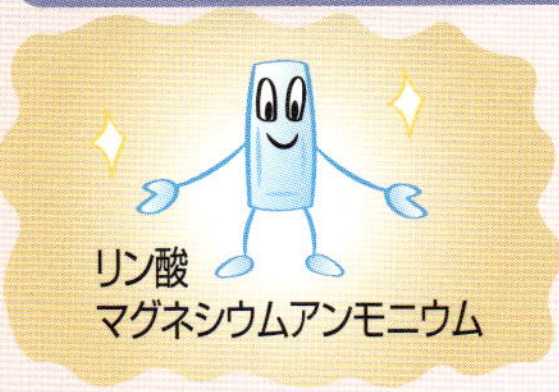

アルカリ性の水に溶けにくいため、細菌感染によって尿がアルカリ性に傾くとできやすい

結石ができるまで

尿には、体中から集められた老廃物や不要な成分が濃縮されています。さまざまな成分が溶け込んでおり、常に飽和状態にあるといえます。そんなとき、なんらかの原因で、尿の成分のバランスが崩れたり、尿が濃くなってしまうと、結石ができやすくなります。

たとえば、もっとも多いシュウ酸カルシウム結石の場合は、カルシウムとシュウ酸が尿中で過飽和状態になっています。そのため、溶けきれずに結晶ができてしまうのです。しかし結晶があっても、それを凝集させないような物質も尿中に含まれているので、通常なら尿とともに排泄されてしまいます。結晶があるだけでは、結石にはなりません。

結石を防ぐ主な物質としては、マグネシウムやクエン酸などがあります。シュウ酸がカルシウムと結合したシュウ酸カルシウムは、溶けにくく結石化しやすい性質がありますが、マグネシウムと結合したシュウ酸マグネシウムは溶けやすいので、結石にならずに排泄されます。シュウ酸はカルシウムよりマグネシウムと結合しやすいため、尿中にマグネシウムがあれば、結石をつくらずにすむのです。

ところが、食生活の乱れや代謝異常、ある種の病気などがあると、尿の成分バランスが崩れて、そのしくみがうまく働かなくなります。そのため、結晶は排出されずに、その表面にシュウ酸やカルシウム、リン酸などが付着します。結晶はさらに大きくなり、結晶同士がくっついて塊となり、結石が形成されてしまうのです。水分不足などで尿が濃くなったときも、カルシウムやシュウ酸、尿酸などの尿中の濃度が上がるので、結石ができやすくなります。

結石ができるメカニズム

尿中には結石を防ぐ働きをする
マグネシウム と クエン酸 という物質がある

マグネシウムと結合したシュウ酸は
シュウ酸マグネシウムとなり、水に溶けやすくなり対外へ排出される

ところが

食生活の乱れ、代謝異常、水分不足などがあると……

ついに

結石誕生!!

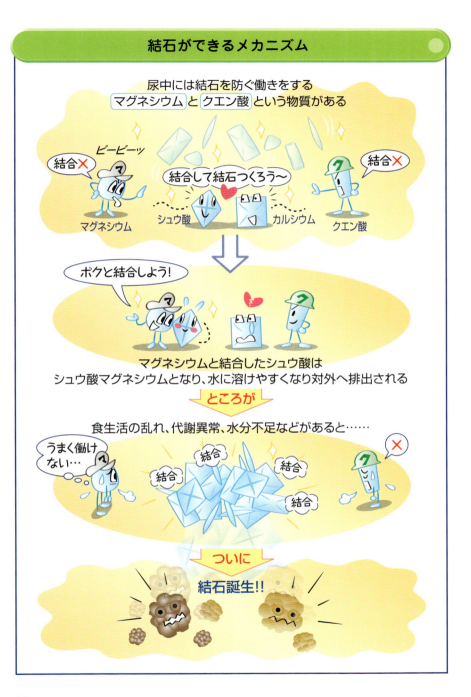

尿路結石の主な原因

動物性脂肪中心の食生活

尿路結石の原因はさまざまですが、第一に挙げられるのは食生活の変化です。

戦後、日本では食生活の欧米化が進み、伝統的な和食から動物性たんぱく質や動物性脂肪をたっぷりとる、欧米型の食事へと移行しました。それに伴い、上部尿路結石が急激に増えてきたのです。この上部尿路結石のほとんどが、シュウ酸カルシウム結石です。

かつては、シュウ酸カルシウム結石を引き起こす元凶は、動物性たんぱく質と考えられていました。動物性たんぱく質を多くとると、カルシウムと尿酸の尿中への排泄が増加する一方、結石を防ぐ働きがある尿中のクエン酸が減るからです。

たしかにこれも一因ではありますが、最近の研究によって、動物性たんぱく質そのものより、動物性脂肪のほうが、よりいっそう結石の形成を促すことがわかってきたのです。

脂肪は、体内で分解されて脂肪酸となり、腸に到達します。脂肪酸にはカルシウムと結合しやすい性質があり、腸管内でカルシウムと結合して便として排泄されます。すると、脂肪酸がいなければ、腸管内でカルシウムと結合して、便となって排泄されるはずだったシュウ酸があまってしまいます。これが尿中へと排泄され、カルシウムと結びつき、シュウ酸カルシウム結石へと成長していくのです。

ですから、腸管内の脂肪酸が多いほど、尿中へのシュウ酸の排泄量が増えます。

シュウ酸カルシウム結石を引き起こす原因

動物性たんぱく質の過剰摂取

尿中のクエン酸が減る

その理由は

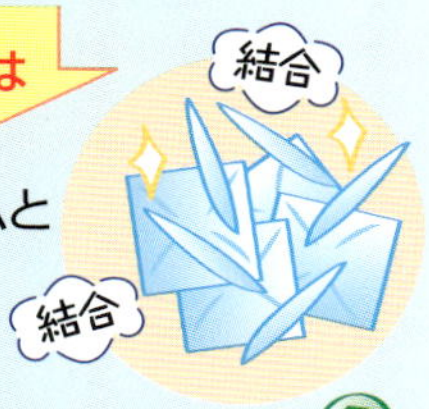

尿中のカルシウムと
尿酸が増え…

↓

クエン酸を減らす。結合
を防ぐ働きができない

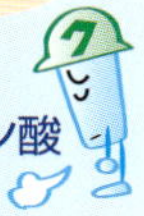

↓

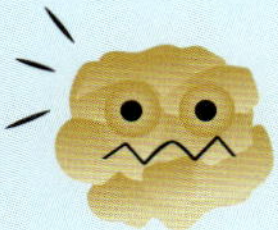

結石ができやすくなる

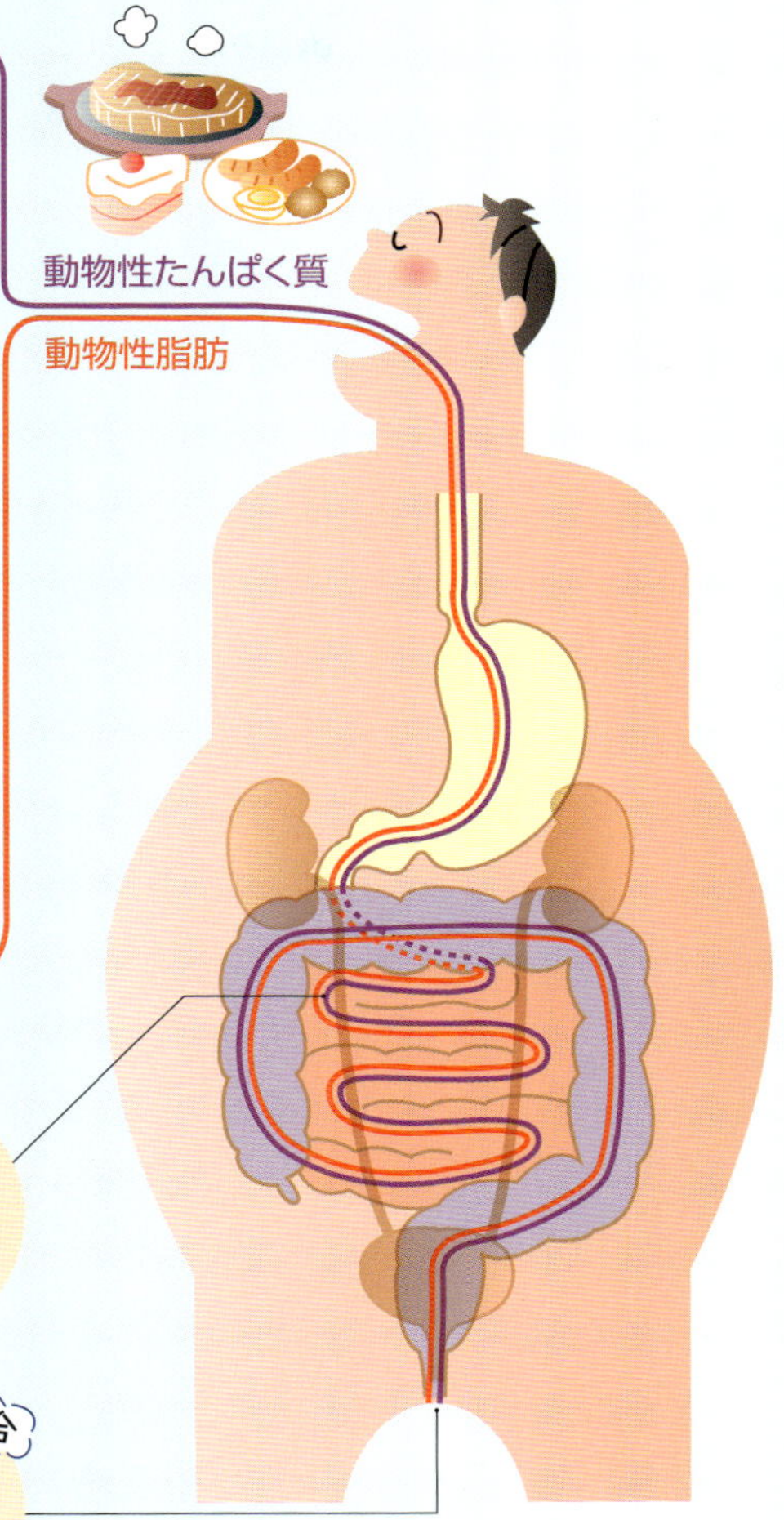

動物性脂肪の過剰摂取

尿中のシュウ酸が増える

その理由は

動物性脂肪は体内で分解され
て脂肪酸になり、腸に到達

↓

腸管内でカルシウムと結合。
便として排泄

↓

カルシウムと結合して、便とし
て排泄されるはずだったシュ
ウ酸は尿として排泄

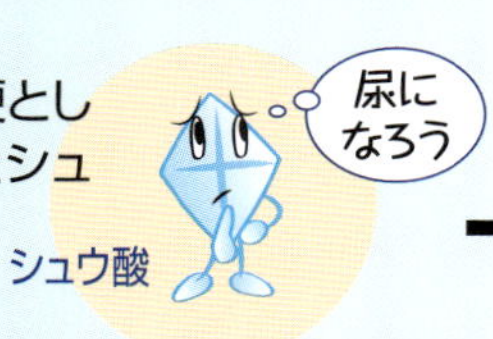

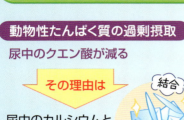

シュウ酸は、尿中のカルシウ
ムと結合。シュウ酸カルシウ
ム結石へと成長

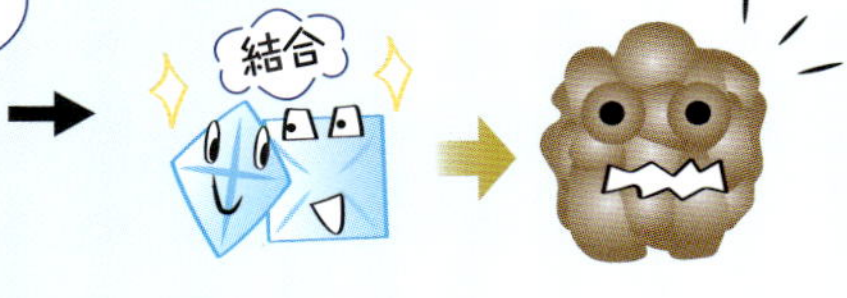

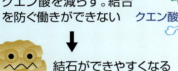

カルシウム不足・過剰摂取

以前は、カルシウム結石をつくらないためには、カルシウムの摂取は控えめにしたほうがよいといわれていました。しかし、最近は、逆にカルシウムをしっかりとったほうが、結石はできにくいと考えられています。

腸管内にカルシウムがあると、シュウ酸と結びついてシュウ酸カルシウムの結晶となります。これは水に溶けにくいので体内には吸収されず、便として排泄されます。そのため、尿中に排泄されるシュウ酸が減少し、尿路結石ができにくくなるのです。カルシウム不足のほうが、結果的に尿中のシュウ酸を増やしてしまうというわけです。実際、シュウ酸カルシウム結石を持つ男性患者の食生活を調べたところ、カルシウム摂取量が少なく、牛乳の摂取頻度も少ないことがわかりました。

尿中のシュウ酸はわずかに増えるだけで、結石ができやすくなります。ですから、もっともよいのはシュウ酸そのものを減らすことですが、シュウ酸はほとんどの食品に含まれているため、摂取しないようにするのは困難です。そのため、相棒のカルシウムを適度にとることが、重要になってくるのです。

しかし、日本人はカルシウムが不足気味です。1日あたり少なくとも600ミリグラムの摂取が推奨されていますが、実際には431～535ミリグラムしかとっていません（国民健康・栄養調査2012年）。もっと積極的に摂取するように心がけたいものです。

ただし、過剰に摂取すると、尿中のカルシウム量が増えすぎ、やはり結石ができやすくなります。尿路結石を予防するのに最適なカルシウム摂取量は、1日600～800ミリグラムとされています。

適度なカルシウム摂取が結石を防ぐ

カルシウムは〝両刃の剣〟。摂取が不足でも過剰でも結石をつくる原因と考えられる

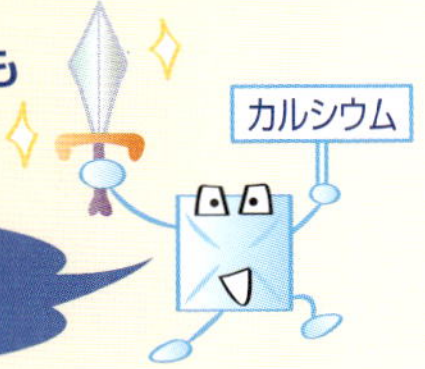

結石成分は「カルシウム結石」が断然多い

結石成分が占める割合

［上部尿路結石］

	男性（症例数n=6,502）	女性（症例数n=2,376）
●カルシウム結石	92.1%	90.3%
●感染結石	1.4%	5.1%
●尿酸	5.5%	2.2%
●シスチン	0.7%	1.6%
●その他	0.3%	0.7%

［下部尿路結石］

	男性（症例数n=574）	女性（症例数n=130）
●カルシウム結石	72%	43.8%
●感染結石	10.1%	49.2%
●尿酸	13.8%	3.8%
●シスチン	0.3%	0%
●その他	3.8%	2.3%

＊カルシウム結石：シュウ酸カルシウム結石、リン酸カルシウム結石および両者の混合結石を含む
＊感染結石：リン酸マグネシウムアンモニウムなど

『尿路結石症診療ガイドライン　第２版』＜結石成分の年代別変化2005年データ＞より作成

カルシウム摂取量の目安

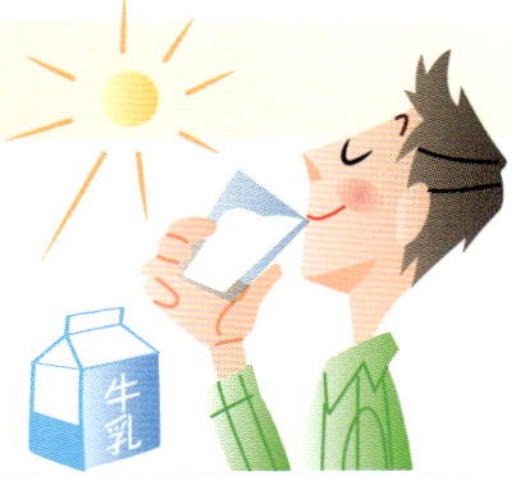

★目安量　1日／600～800㎎

★世代別実際の摂取量

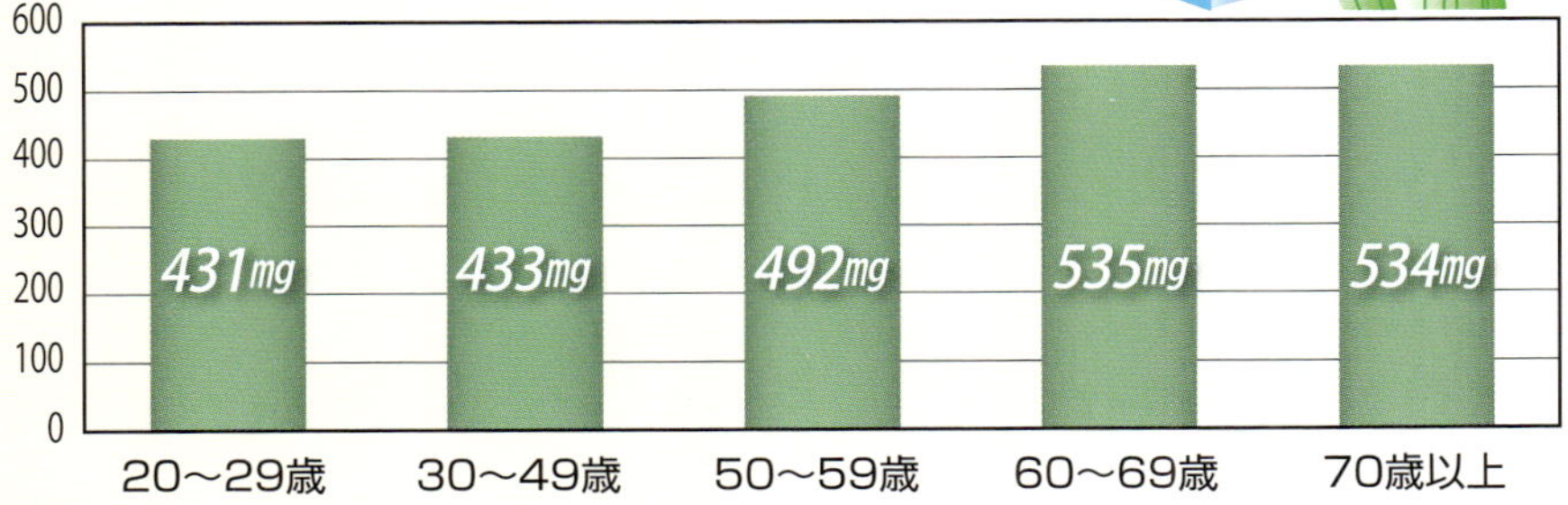

『平成24年国民健康・栄養調査結果の概要』より抜粋

女性ホルモンの減少

男性は40歳代をピークにその前後の世代が発症しやすくなっていますが、女性は更年期を過ぎると尿路結石にかかりやすくなります。閉経後の女性にかぎると、発症率は男性とほぼ同じです。その背景には女性ホルモンの減少があります。

更年期になると、女性ホルモンの分泌が急激に衰え、さまざまな不調があらわれます。その1つが骨《こう》粗《そ》鬆《しょう》症《しょう》です。尿路結石は、この骨粗鬆症に伴って引き起こされると考えられます。

骨は絶えず新陳代謝を繰り返し、古くなった骨は壊されて、新しい骨がつくられます。女性ホルモンのエストロゲンには、この新陳代謝を活発にして、骨の健康を維持する働きがあります。更年期を過ぎてエストロゲンが減少すると、骨が壊れるスピードに骨の形成が追いつかず、骨に含まれているカルシウムがどんどん血中に溶け出してしまいます。そのため、骨がスカスカになるのが骨粗鬆症です。

血液中のカルシウム濃度は常に一定に保たれているので、過剰に溶け出したカルシウムは尿中に排泄されます。これがカルシウム結石を誘発するのです。

また、男性ホルモンが結石の成分となるシュウ酸を増やすのに対し、女性ホルモンには結石を防ぐクエン酸を増やす働きがあります。女性が男性より尿路結石になりにくいのは、このためと考えられています。しかし、更年期になり女性ホルモンが減少すると、クエン酸の量も減ってしまいます。一方、尿中のカルシウムは増えるので、尿路結石ができる条件が整ってしまうのです。女性にとっては、尿路結石も更年期障害の1つといえるかもしれません。

女性は更年期になると尿路結石にかかりやすくなる

尿路結石を防ぐ女性ホルモンの働き

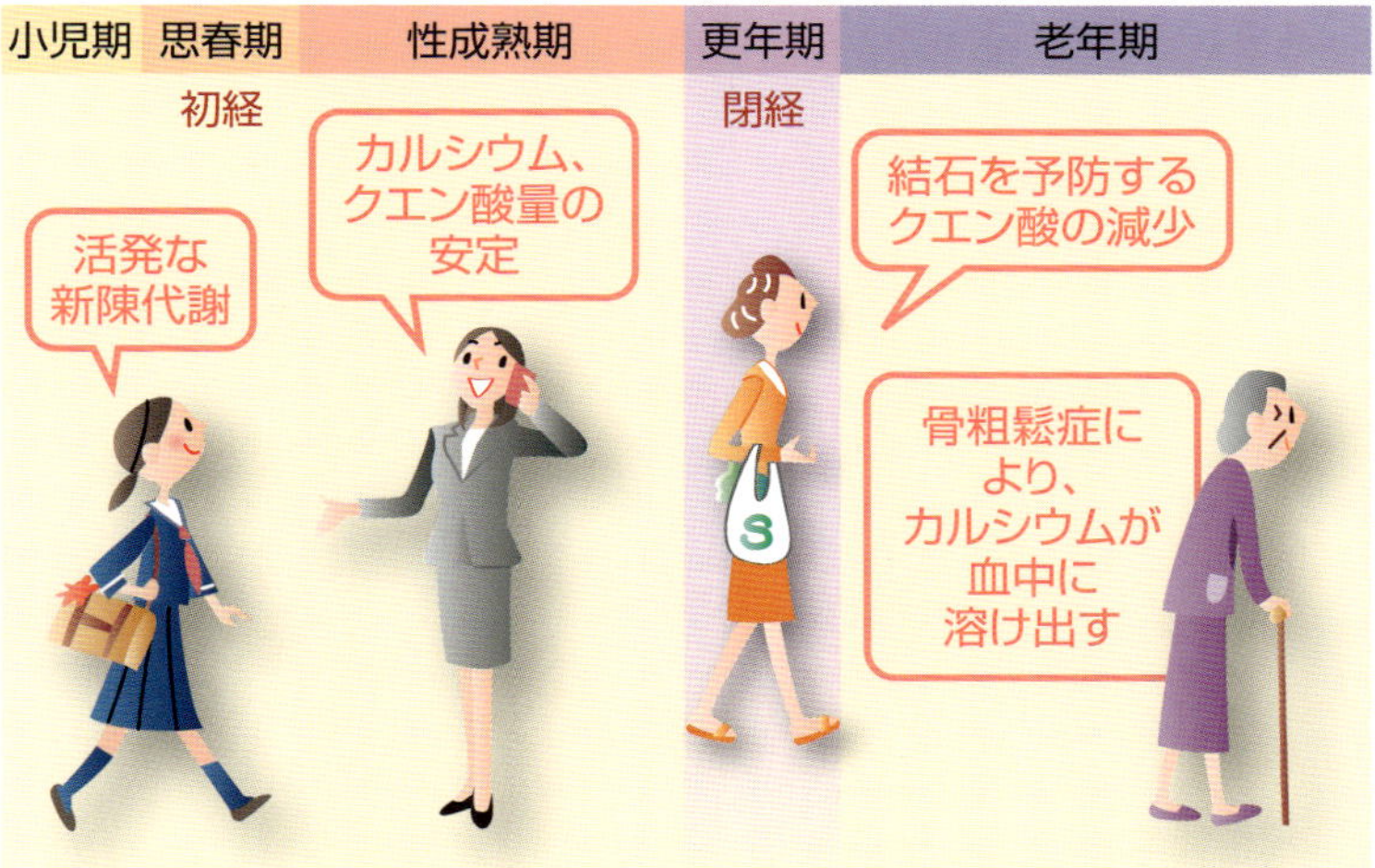

エストロゲンの変化と尿路結石の罹患率

（2005年）

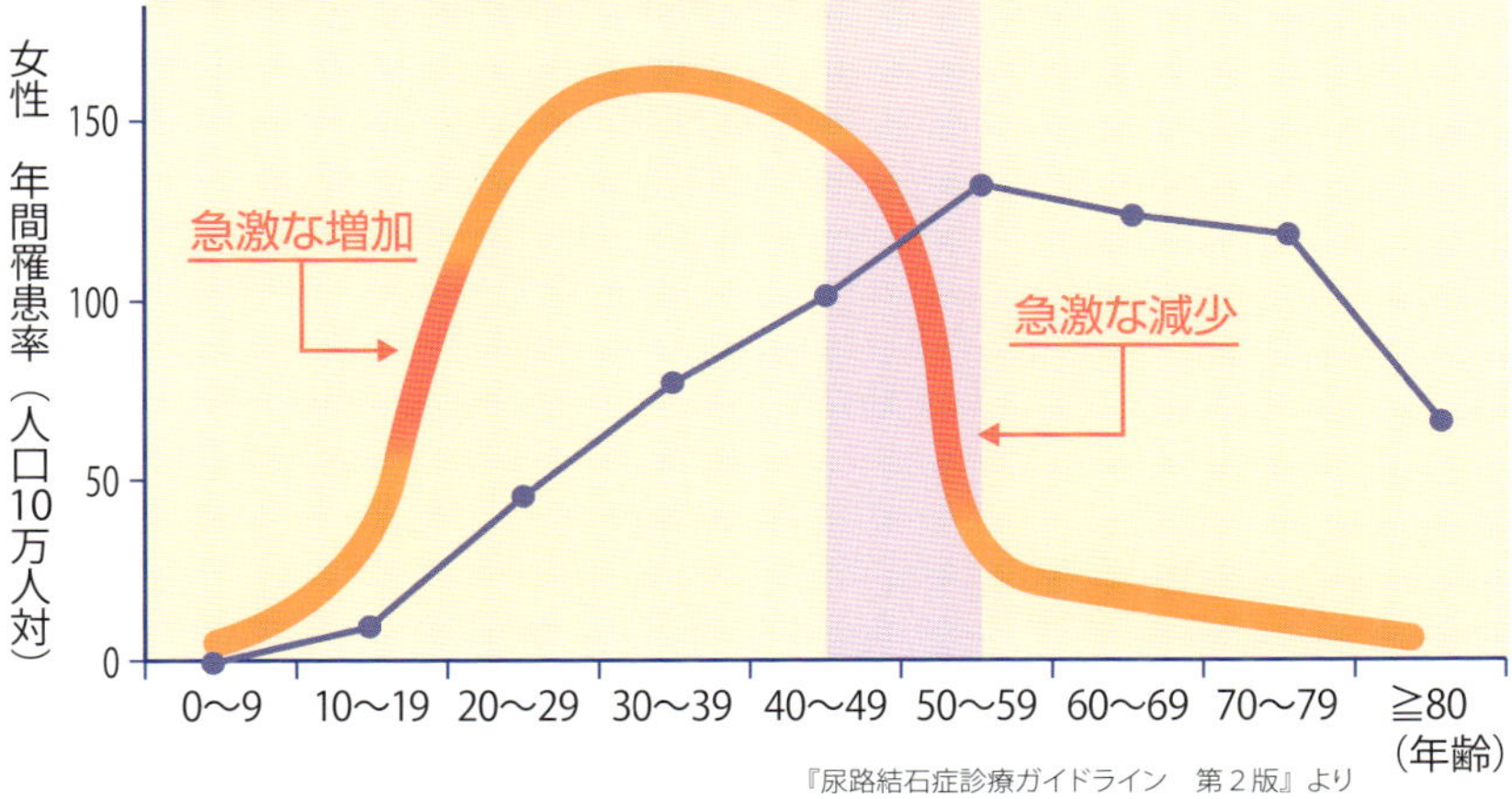

『尿路結石症診療ガイドライン　第２版』より

更年期は「尿路結石」になるリスクが高くなる時期といえる

社会環境の変化と地球温暖化

日本では第二次世界大戦後に上部尿路結石が急増しましたが、欧米では第一次世界大戦後から同様の現象がみられます。やはり食生活が豊かになったのが原因と考えられます。

有病率や罹患率には地域差があるものの、尿路結石、特に上部尿路結石が世界的に増加傾向にあるのはまちがいありません。先進国では、有病率は6~18%に達しています。もっとも高いのはサウジアラビアの20%です。アジアやアフリカなどの発展途上国でも、経済発展とともに上部尿路結石が増えています。

この背景には、食習慣の変化と地球温暖化があると考えられます。社会が豊かになるにつれ、世界的に動物性たんぱく質や動物性脂肪、塩分、果糖などの摂取が増え、ファーストフードや加工食品も好んで食べられるようになりました。このような食生活による肥満の増加も、結石形成に拍車をかけていると考えられます。特に女性は、肥満が結石形成につながりやすく、欧米では尿路結石の罹患率の男女差はほとんどみられなくなっています。

また、気温が高いと発汗量が増えて尿が濃縮されるため、結石ができやすくなります。サウジアラビアで、尿路結石の有病率が非常に高いのも、高温環境が関係していると考えられます。四季のある国では、夏場に疝痛発作が起きやすくなっています。

このようなことから、地球温暖化も上部尿路結石増加の一因と考えられています。今後もこの傾向は続き、2050年までに結石患者は約30%増加すると予測する専門家もいます。

世界的に増加傾向にある「上部尿路結石」

増加の理由はおもに2つ

1 食習慣の変化

動物性たんぱく質や動物性脂肪、塩分、果糖などの摂取が増え、ファーストフードや加工食品の普及

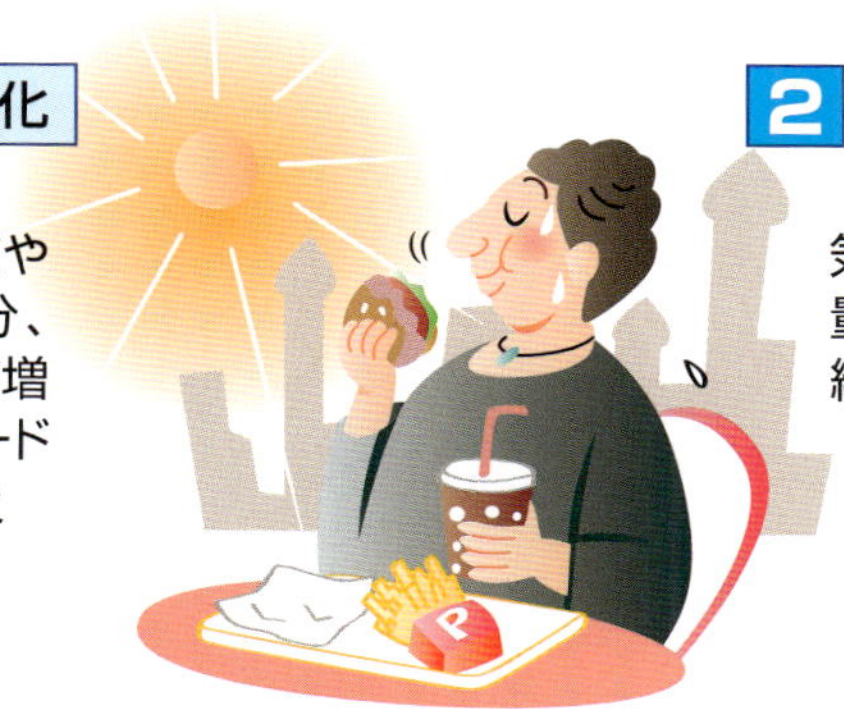

2 地球温暖化

気温が高いと発汗量が増え、尿が濃縮される

暑いと尿路結石になりやすい

気温が7～9月に上昇する台湾では同時期に結石患者が増える

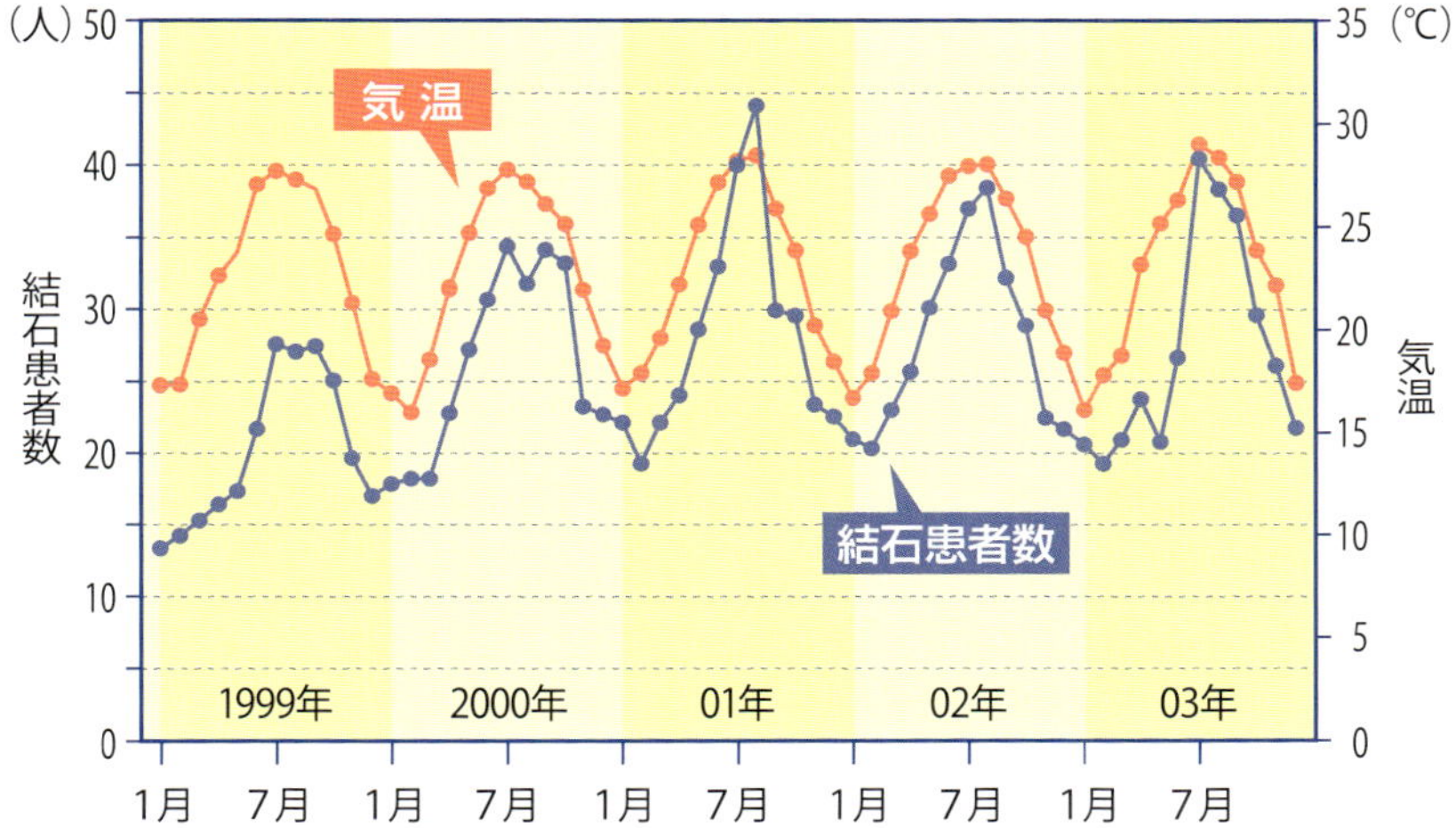

『J Urol. 2008；179：564－9.』を一部改変

台湾全域の救急の統計から、尿路結石の疝痛発作で来院した患者数を人口10万人当たりで算出し、気温の変化と比較

遺伝的素因

シスチン結石やキサンチン結石など、一部の尿路結石では遺伝性がはっきり認められています。シスチン結石は、尿路結石の約1％を占めており、シスチン尿症によって起こります。

シスチン尿症は、先天的なアミノ酸の代謝異常です。シスチン、リジン、オルニチン、アルギニンなどのアミノ酸が、尿細管で再吸収されずに尿中に大量に排泄されてしまいます。このうち、もっとも水に溶けにくいシスチンが結晶化して、結石を形成するのです。シスチン尿症では、尿中のシスチン量が、正常な人の10倍以上にもなります。

シスチン結石の特徴としては、若くして発症する、家族にも患者がいる、大きなサンゴ状の結石になりやすい、再発を繰り返す、などがあります。シスチンは、尿がアルカリ性になると溶けやすいので、アルカリ化剤の服用や食生活の見直しなどによって治療します。

また、キサンチン結石はごくまれに見られるもので、たんぱく質の代謝異常によって起こります。尿中にキサンチンという物質が大量に排出されて、結石をつくります。結石の再発防止のために用いられる、アロプリノールという薬剤の大量投与によって起こることもあります。

結石の大半を占めるカルシウム結石では、遺伝性は確認されていません。しかし、再発を繰り返すケースでは、両親や兄弟の尿路結石罹患率が、通常より数倍高いという報告があります。

2005年の疫学調査によっても、家族に結石患者がいる人は、そうでない人より、発症年齢が若く、再発しやすいことがわかりました。遺伝的素因も、尿路結石発症の要因の1つと考えられます。

「尿路結石」の発症要因——遺伝的素因

家族歴から見た結石初発年齢

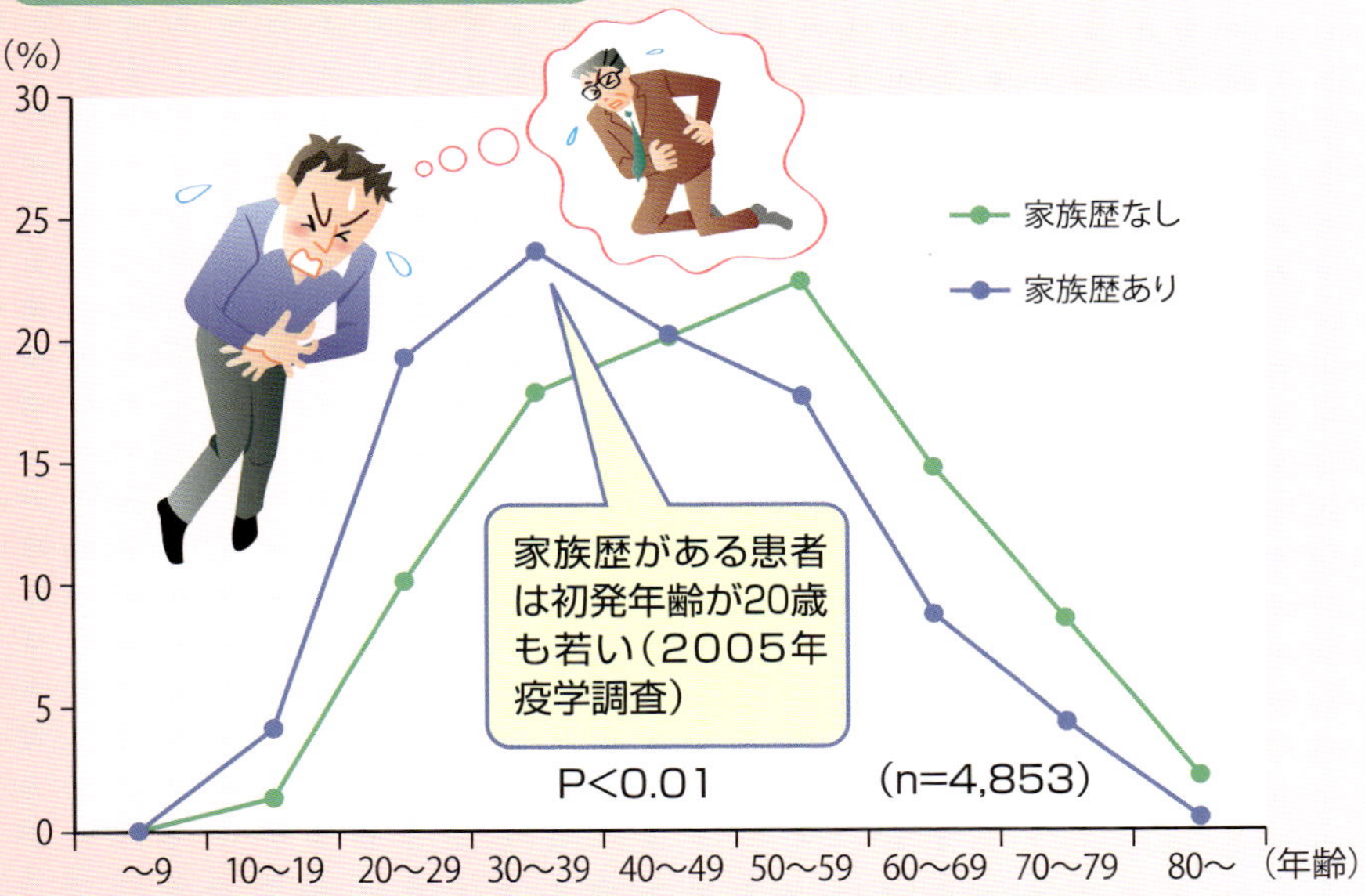

『尿路結石症診療ガイドライン　第2版』より

家族歴から見た再発率

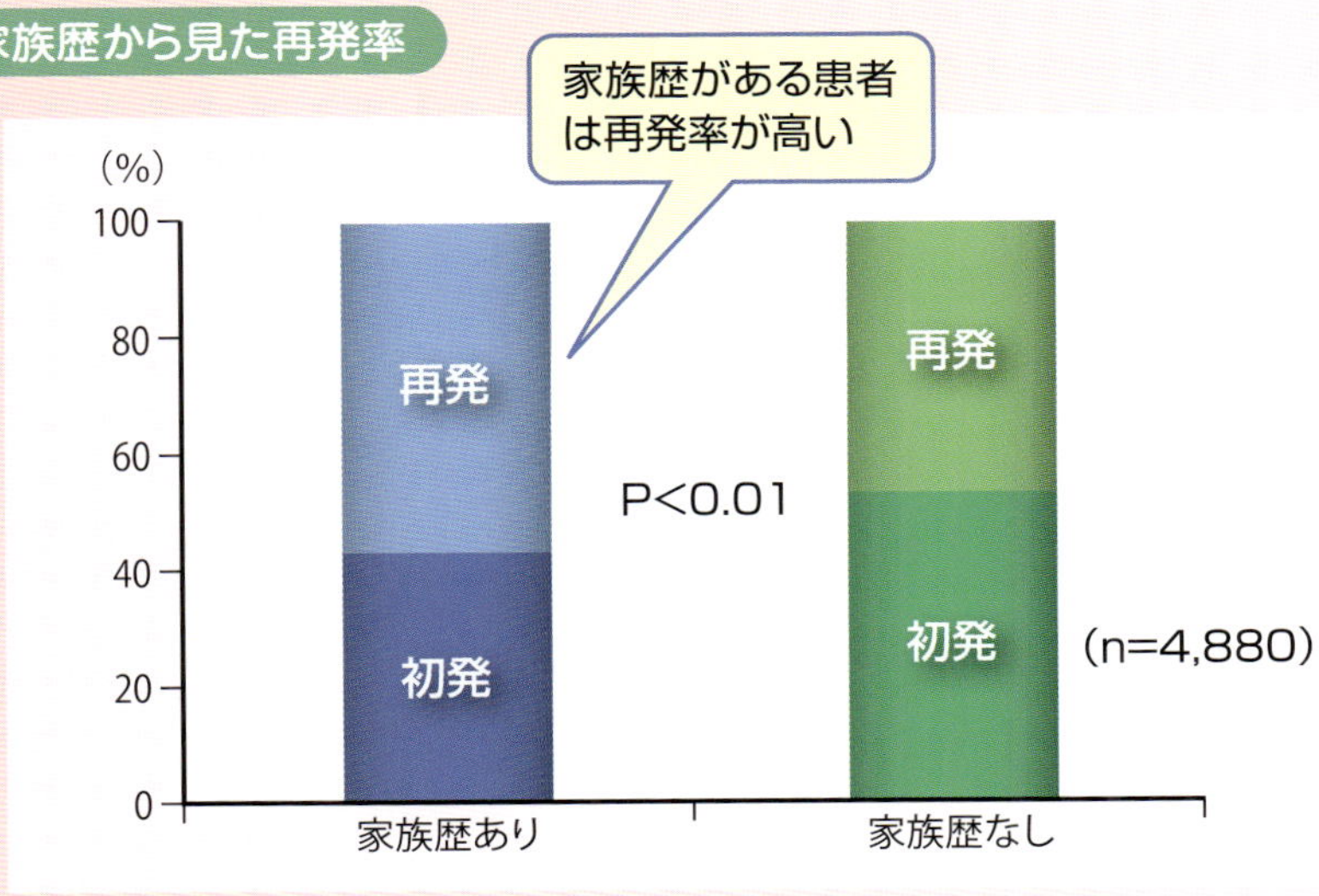

尿路結石を招く危険因子

細菌感染や薬剤にも注意

尿路結石のリスクを高める主な因子には、次のようなものがあります。

●代謝異常

代謝異常によって引き起こされる主な疾患として、高カルシウム尿症、高シュウ酸尿症、高尿酸尿症、低クエン酸尿症などがあり、それぞれ結石の形成に深く関与しています。原因疾患がある場合と、明らかな異常がないのに尿中への排泄が多くなる場合があります。

これらの代謝異常は肥満度とも密接な関連があると考えられます。低クエン酸尿症以外は、肥満度が増すにつれ、頻度が高くなっています。

●尿路感染症

尿路感染症は、尿路に細菌が感染して炎症を起こすものです。特に女性は尿道が短いため、尿路感染症にかかりやすくなっています。

感染した部位によって、尿道炎*、膀胱炎、腎盂腎炎*などに分けられます。

尿路感染症にかかると、尿がアルカリ性になるため、リン酸マグネシウムアンモニウム結石ができやすくなります。逆に、尿路結石によって尿の流れが滞り、細菌感染が起こりやすくなることもあります。

尿路感染症と尿路結石は密接な関係があるといえます。

尿路結石リスクを高める危険因子――①

肥満と代謝異常　肥満度と尿中排泄物質の関係（男性）

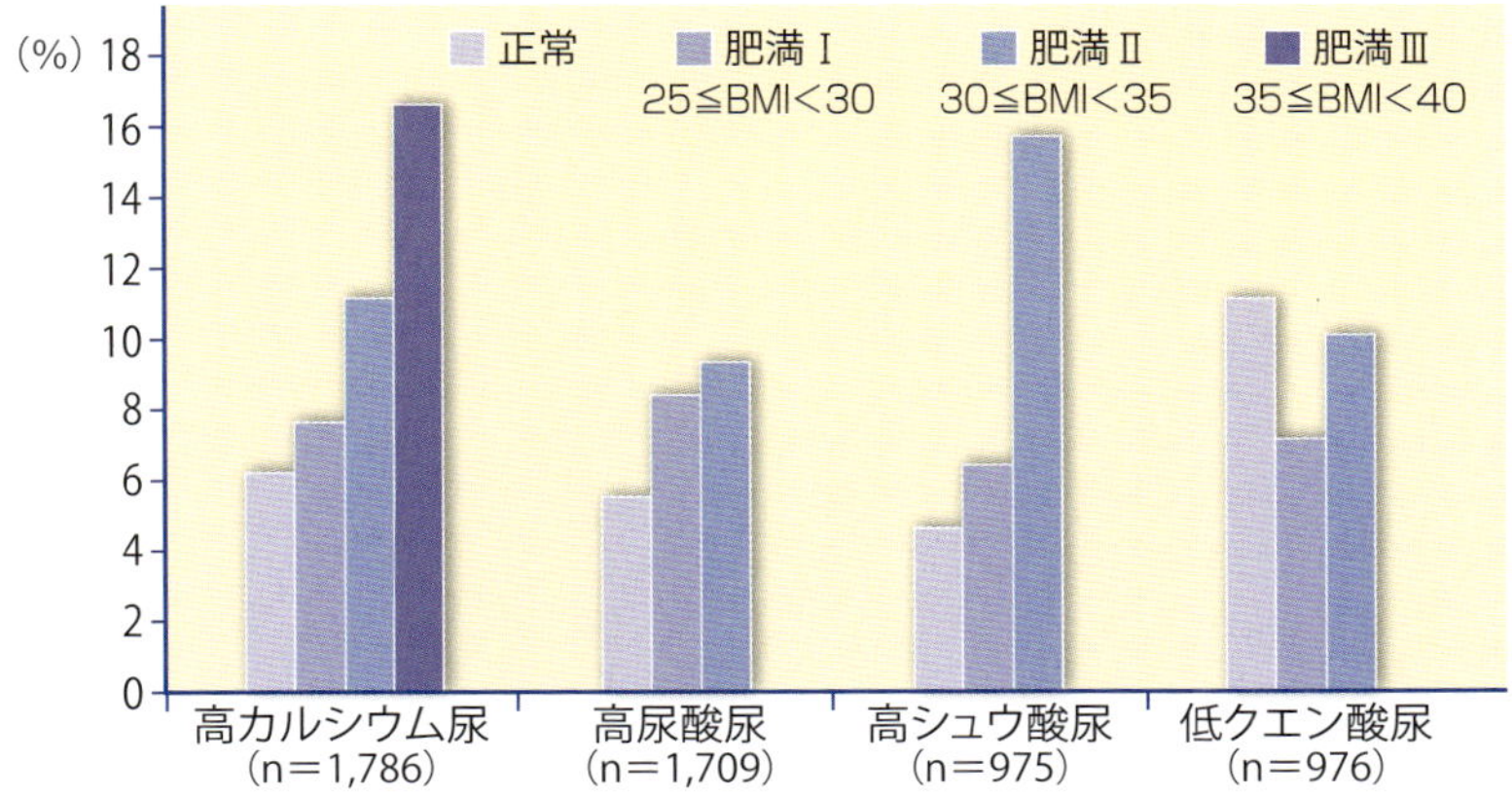

『尿路結石症診療ガイドライン　第２版』より

低クエン酸尿症以外は肥満度が増すにつれて尿症になる頻度が増加。代謝異常は肥満度と密接な関連がある

尿路感染症　尿路に細菌が感染して炎症を起こす

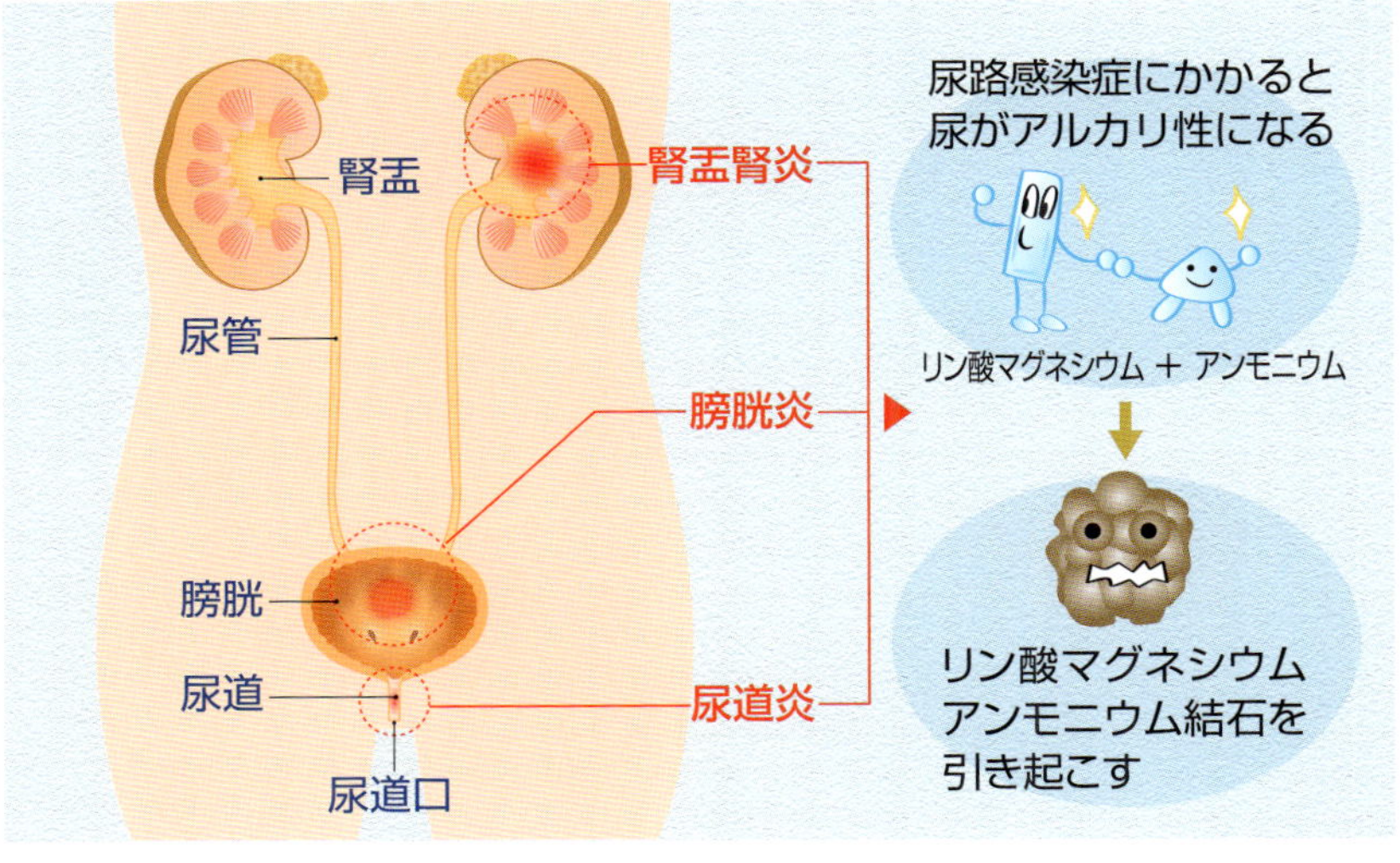

●尿の通過障害

尿がスムーズに流れていると、結晶ができても排泄されてしまいます。ところが、腎盂尿管移行部狭窄や尿管狭窄、前立腺肥大症などによって尿が通りにくくなっていると、結晶が流されずにとどまるため、結石ができやすくなります。また、尿路感染症も起きやすくなり、いっそう結石のリスクが高まります。尿路結石が尿路通過障害の原因になることもあり、悪循環に陥りがちです。

●尿のpH《ペーハー》

尿は通常は弱酸性を示しますが、酸性に傾くと、尿酸結石やシスチン結石ができやすくなり、アルカリ性に傾くとリン酸カルシウム結石やリン酸マグネシウムアンモニウム結石ができやすくなります。

虎の門病院の人間ドックでの調査によると、20年前に比べると男女ともに尿pHが0・5低下（酸性に近くなる）していることがわかりました。それにつれて、男性におけるメタボリックシンドロームの有病率や血清尿酸値が上昇しています。

血圧や中性脂肪、ＨＤＬコレステロールなど、メタボリックシンドロームの保有因子数が増えるほど尿pHは低下していることから、尿の酸性化とメタボには深い関係があるのではないかと考えられます。

●薬剤

ステロイドホルモン剤やビタミンD製剤は高カルシウム尿症の原因となり、カルシウム結石の形成を促進することがあります。また、一部の痛風*や高尿酸血症の治療薬は、尿中への尿酸の排泄を促すため、尿酸結石を招くことがあります。これらの薬剤の長期服用は注意が必要です。

尿路結石リスクを高める危険因子——②

薬剤による結石のリスク　結石を招きやすい薬剤

薬剤名	結石の種類
●ステロイドホルモン剤	ネフローゼ症候群、リウマチ、膠原病などの治療薬 カルシウムとリンの尿中への排泄を促進するため、カルシウム結石ができやすくなる 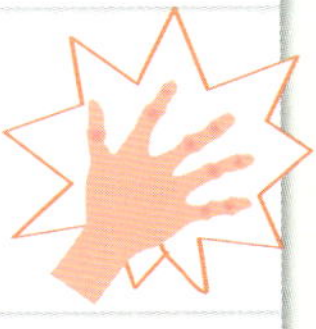
●活性型ビタミンD_3 ●カルシウム製剤	骨粗鬆症などの治療薬 高カルシウム尿を招き、カルシウム結石ができやすくなる 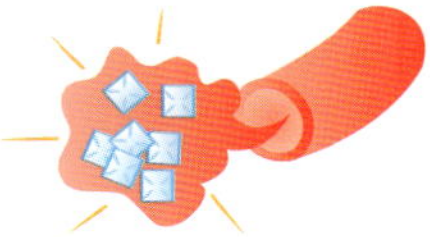
●プロベネシド ●ブコローム ●ベンズブロマロン	痛風、高尿酸血症などの治療薬 血液中の尿酸を尿中に排泄させるため、酸性尿になり尿酸結石ができやすくなる 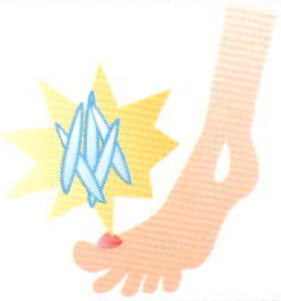
●アセタゾラミド	緑内障、メニエール病、てんかんなどの治療薬 尿中へのカルシウム、リンの排泄を増やすため、リン酸カルシウム結石ができやすくなる 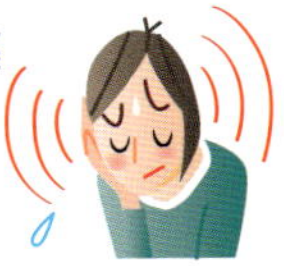
●ケイ酸アルミン酸マグネシウム	胃炎、胃潰瘍、十二指腸潰瘍の治療薬 長期の大量服用でケイ酸結石を招くことがある 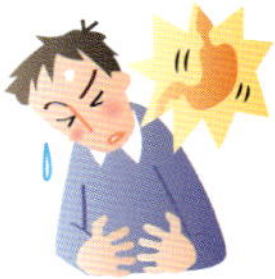

その他

尿の通過障害　腎盂尿管移行部狭窄、尿管狭窄、前立腺肥大症など尿の通過障害

尿のpH（正常な尿は弱酸性）
酸性→尿酸結石やシスチン結石
アルカリ性→リン酸カルシウム結石やリン酸マグネシウムアンモニウム結石

尿路結石の誘因となる病気・併発しやすい病気

尿路結石と関連の深い病気はさまざま

尿路結石の誘因となる病気はいろいろありますが、もっとも頻度が高いのはメタボリックシンドロームです。尿路結石症はメタボリックシンドロームの一疾患といわれるほど、密接なかかわりがあります。その他の原発性《げんぱつせい》副甲状腺《ふくこうじょうせん》機能《きのう》亢進症《こうしんしょう》やクッシング症候群、尿細管性アシドーシスなどはまれな病気ですが、尿路結石を繰り返す場合は、これらの病気の可能性がありますので、精密検査を受けましょう。

●メタボリックシンドローム

糖尿病や脂質異常症、高血圧症などの生活習慣病は、内臓脂肪型肥満によって引き起こされます。これらの病気が重複したものがメタボリックシンドロームで、急激に動脈硬化が進むため、心臓疾患や脳疾患など、命にかかわる病気を発症するリスクが何倍にも跳ね上がってしまいます。

尿路結石も肥満と深くかかわっており、アンバランスな食生活や運動不足など、悪い生活習慣の積み重ねで起こります。つまり、生活習慣病の1つであり、糖尿病や脂質異常症など、他の生活習慣病を合併していることが少なくありません。

このように、メタボリックシンドロームと尿路結石の、発生のメカニズムはぴったり重なります。ですから、メタボリックシンドロームを発症している人は尿路結石になりやすく、尿路結石がある人はメタボリックシンドロームになりやすいといえます。

尿路結石の誘発となる病気——①

メタボリックシンドローム

内臓脂肪の蓄積	腹囲（へそ周り） ●男性85㎝以上　●女性90㎝以上

＋

内臓脂肪の蓄積に加えて下記の2つ以上の項目が当てはまると
メタボリックシンドロームと診断される

脂質異常	中性脂肪	150㎎／dL以上	のいずれかまたは両方
	HDLコレステロール	40㎎／dL未満	
高血圧	最高（収縮期）血圧	130㎜Hg以上	のいずれかまたは両方
	最低（拡張期）血圧	85㎜Hg以上	
高血糖	空腹時血糖値	110㎎／dL以上	

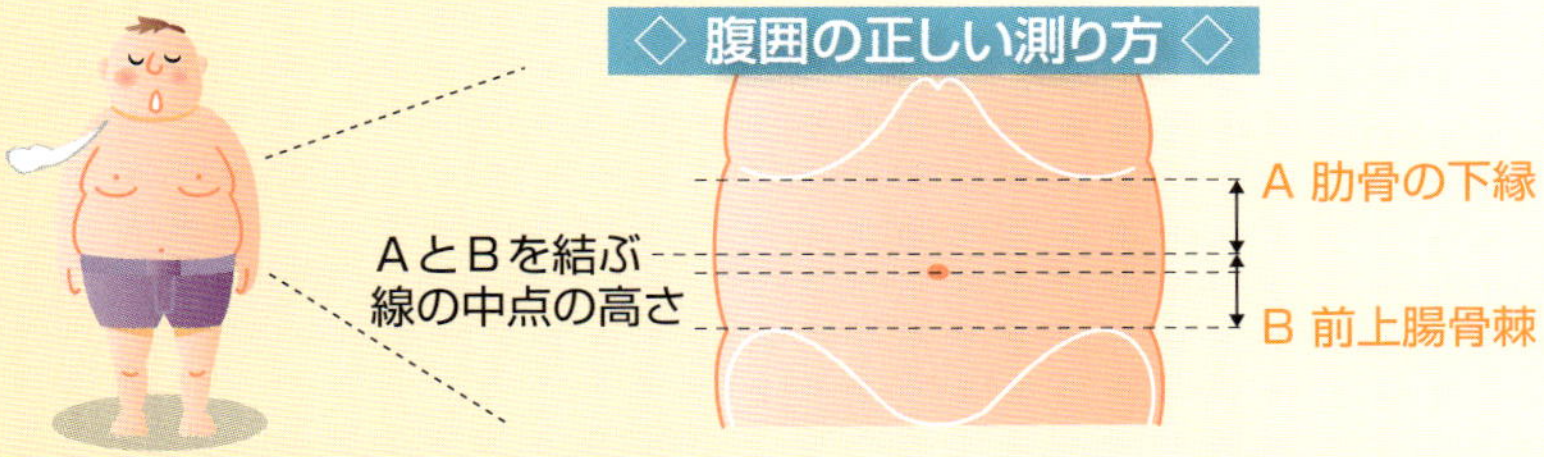

立ったままの姿勢で息を吐いて、へその高さに巻き尺を水平に巻き、測定する。明らかにへその位置とおなかのでっぱりが異なる場合はA　肋骨の下縁（肋骨の一番下にある骨の下側）とB　前上腸骨棘《こっきょく》（腰骨の両側にある出っ張り）の真ん中の位置で測定する

内臓脂肪型肥満	おなかの内臓の周りに脂肪がたまるタイプの肥満。脂肪が上半身につくので「リンゴ型肥満」とも呼ばれる。中年以降の男性や閉経後の女性に多い

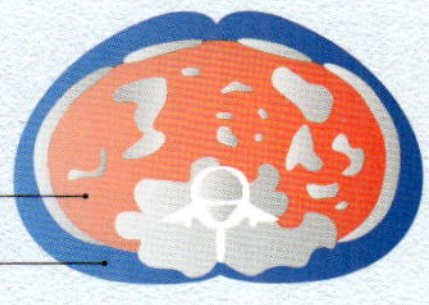

原発性副甲状腺機能亢進症

副甲状腺とは「上皮小体」ともいい、「原発性上皮小体機能亢進症」とも呼ばれます。

副甲状腺は甲状腺の後ろ側に4腺ある、小さな内分泌臓器です。副甲状腺ホルモンを分泌して、血液中のカルシウム濃度を常に一定に保つ役割を担っています。

原発性副甲状腺機能亢進症は、この副甲状腺の1つが肥大して、副甲状腺ホルモンが過剰に分泌されてしまうものです。

そのため、血液中に十分にカルシウムがあるにもかかわらず、骨からカルシウムが溶け出し、血中のカルシウム濃度が高くなります。

これが大量に尿に排出され、カルシウム結石ができやすくなるのです。

閉経後の女性に多くみられ、尿路結石だけではなく骨粗鬆症も引き起こします。

クッシング症候群

副腎皮質ホルモンの1つ、コルチゾールが過剰に分泌されるものです。

コルチゾールは、尿細管からのカルシウムの再吸収を抑制します。また、副甲状腺を刺激して、副甲状腺ホルモンの分泌を促す作用もあります。

そのため、尿中のカルシウムが増え、結石ができる頻度がかなり高くなります。

クッシング症候群は中年の女性に多くみられ、肥満や糖尿病、高血圧、骨粗鬆症なども合併しがちなので、注意が必要です。

尿路結石の誘発となる病気――②

原発性副甲状腺機能亢進症

副甲状腺が肥大して、副甲状腺ホルモンが過剰に分泌する病気

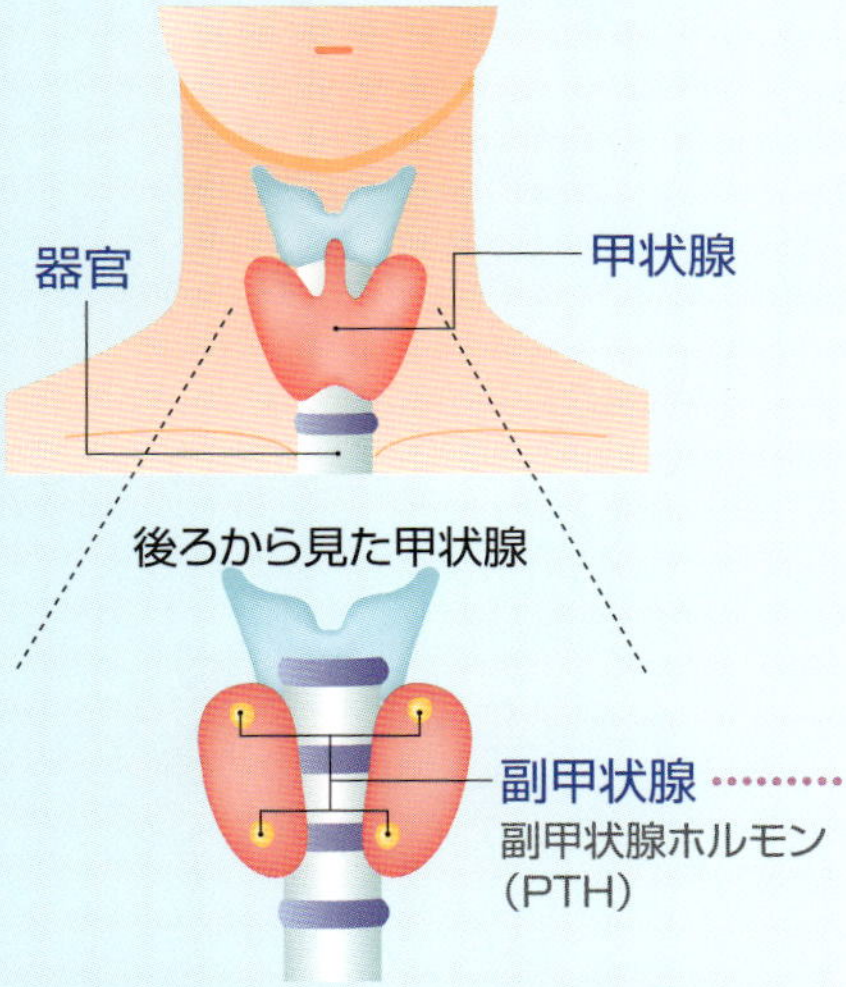

副甲状腺は甲状腺の後ろ側に4腺ある内分泌臓器。副甲状腺ホルモンを分泌し、血液中のカルシウム濃度を一定に保つ

副甲状腺が肥大

↓

副甲状腺ホルモン（PTH）が過剰分泌

↓

骨からカルシウムとリンを血中に放出

腎尿細管でのカルシウムの再吸収を促進

リンの再吸収を抑制

↓

高カルシウム血症

低リン血症

↓

尿路結石の形成

クッシング症候群

副腎皮質ホルモンの1つコルチゾールが過剰に分泌される病気

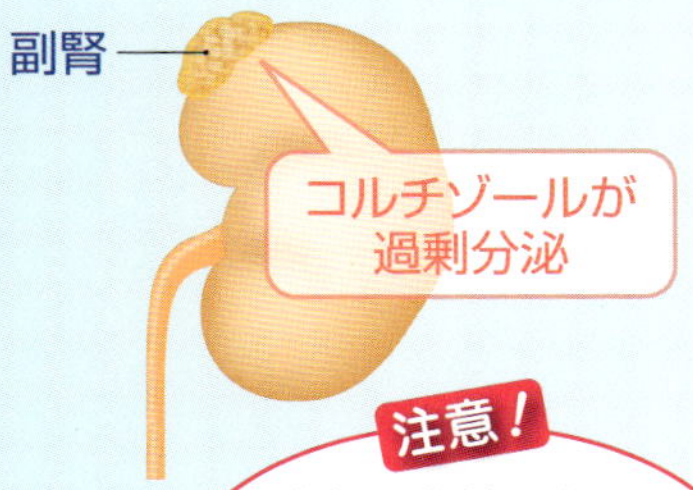

注意！

中年の女性に多く、肥満や糖尿病、高血圧、骨粗鬆症なども合併しがち

副甲状腺を刺激して副甲状腺ホルモンの分泌を活発にする

↓

尿細管からのカルシウム再吸収を抑制

↓

尿中のカルシウムが増える

↓

尿路結石の形成

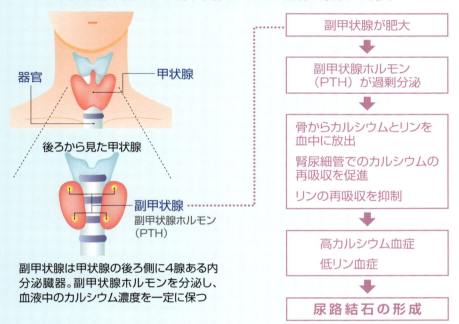

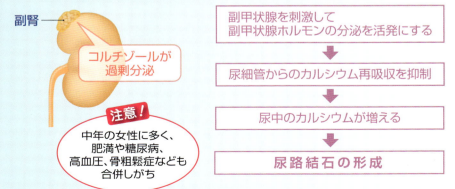

尿細管性アシドーシス

尿細管の働きに障害が起きて体液が酸性に傾くものです。アシドーシスには3つのタイプがありますが、尿路結石を引き起こすのは、遠位《えんい》尿細管性アシドーシスです。

このタイプでは、水素イオンの排泄ができなくなり、尿中へのカルシウムの排泄が増え、カルシウム結石ができやすくなります。また、カルシウムが腎臓の壁に沈着して石灰化する、腎石灰化がみられることもあります。

サルコイドーシス

眼や肺、リンパ節、皮膚、心臓、筋肉など全身の臓器に、原因不明の小さな肉のかたまり（肉芽腫《にくげしゅ》）ができるものです。

この肉芽腫はビタミンDを産生し、腸管からのカルシウムの吸収を促進します。このため、血液中のカルシウム濃度が上昇し、尿中にもカルシウムが多く排泄され、尿路結石ができやすくなります。

日本においては、50歳以上の女性の発症率が高くなっています。

高シュウ酸尿症

腸の病気や腸の手術などによって、腸管からのシュウ酸の吸収が過剰になったときに起こります。また、シュウ酸の多い食品の過剰摂取で、起こることもあります。

なお、先天的な酵素欠損により大量のシュウ酸が尿中に排泄される、原発性の高シュウ酸尿症もありますが、きわめてまれです。

尿路結石の誘発となる病気――③

腎尿細管性アシドーシス

水素イオンの排泄ができなくなり、尿中へのカルシウムの排泄が増え、カルシウム結石ができやすくなる。カルシウムが腎臓の壁に沈着する腎石灰化がみられる

サルコイドーシス

全身の臓器に原因不明の小さな肉のかたまり（肉芽腫）ができる。ビタミンDを産生し、腸管からのカルシウムの吸収を促進。血液中のカルシウム濃度が上昇し、尿中にもカルシウムが多く排泄され、尿路結石ができやすくなる。日本では、50歳以上の女性の発症率が高い

高シュウ酸尿症

腸の病気や腸の手術などで、腸管からのシュウ酸の吸収が過剰になったときに起こる。シュウ酸の多い食品の過剰摂取で起こる

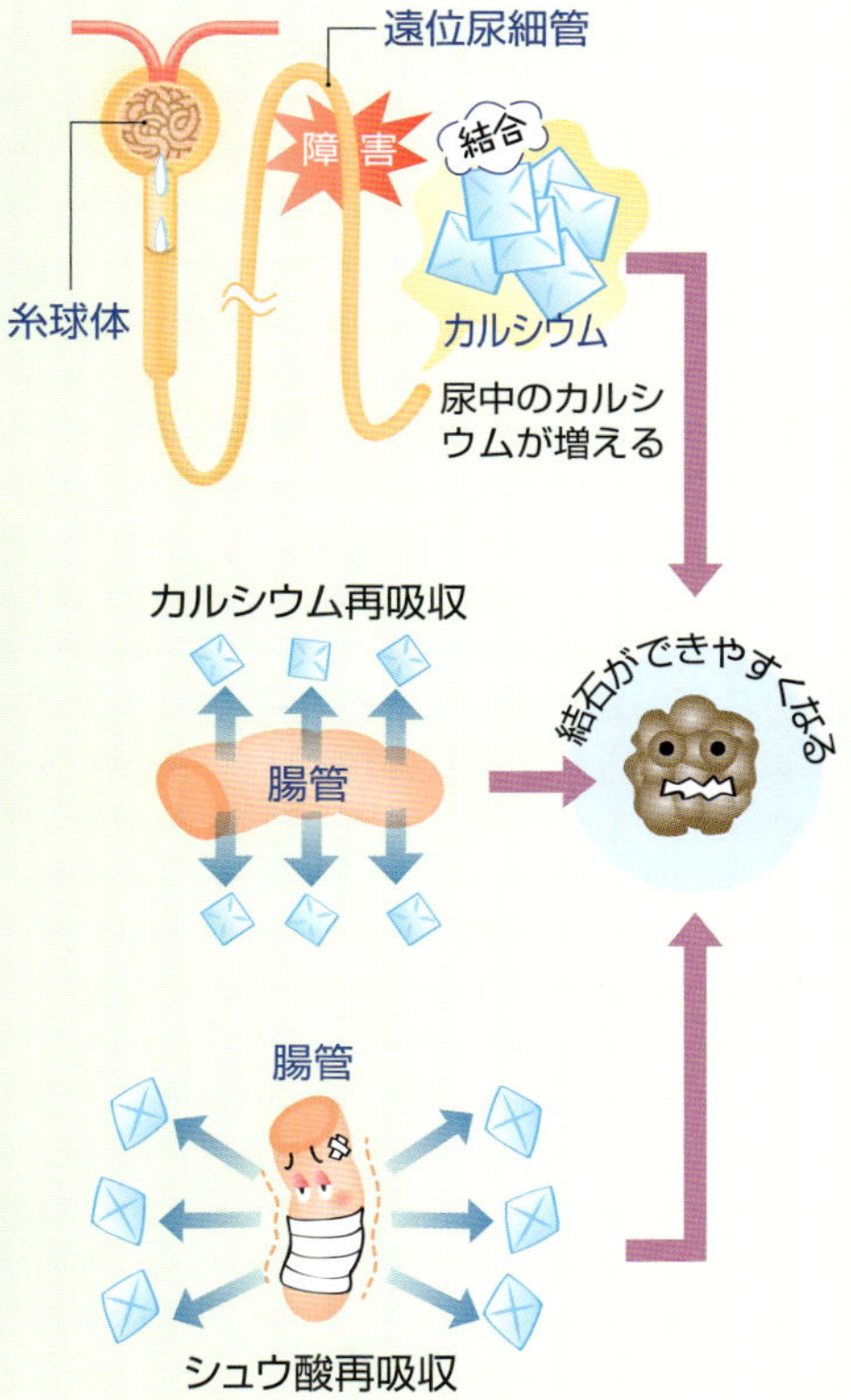

その他結石を引き起こしやすい病気

シュウ酸カルシウム結石

- ●原発性副甲状腺機能亢進症
- ●クッシング症候群
- ●海綿腎
- ●高カルシウム血症
- ●高カルシウム尿症
- ●低クエン酸尿症

リン酸マグネシウムアンモニウム結石

- ●尿路感染症

尿酸結石

- ●痛風
- ●高尿酸血症
- ●高尿酸尿

古代から人類を悩ませてきた尿路結石

尿路結石は非常に古くからある病気です。なんと、今から７０００年ほど前の古代エジプトのミイラの膀胱からも結石が見つかっています。およそ２５００年前の古代ギリシャ時代には、結石の痛みをやわらげるには十分な水分の摂取がよいと、すでにわかっていたのですから驚きです。

当時の尿路結石は、大半が膀胱結石だったと考えられています。出したいのにどうしても尿が出ないのは実に苦しいもの。膀胱がけいれんを起こしたり、血や膿が出てきて、七転八倒することもあったにちがいありません。

そのため、結石を取り出す石取り屋のような人がいました。しかし、医者ではなく床屋などが会陰《えいん》部を切って乱暴に取り出すので、細菌感染を起こして命を落とすことが多かったようです。

１５〜１６世紀ごろ外科医による手術が始まり、１９世紀にはドイツの医者マックス・ニッツエが、試行錯誤の末ついに膀胱鏡の開発に成功しました。人類は、ようやく膀胱結石に打ち勝つ武器を手に入れたのです。

２０世紀に入ると膀胱結石は鳴りを潜め、代わりに腎臓結石が台頭してきました。まだまだ人類と石との戦いは続いていくようです。

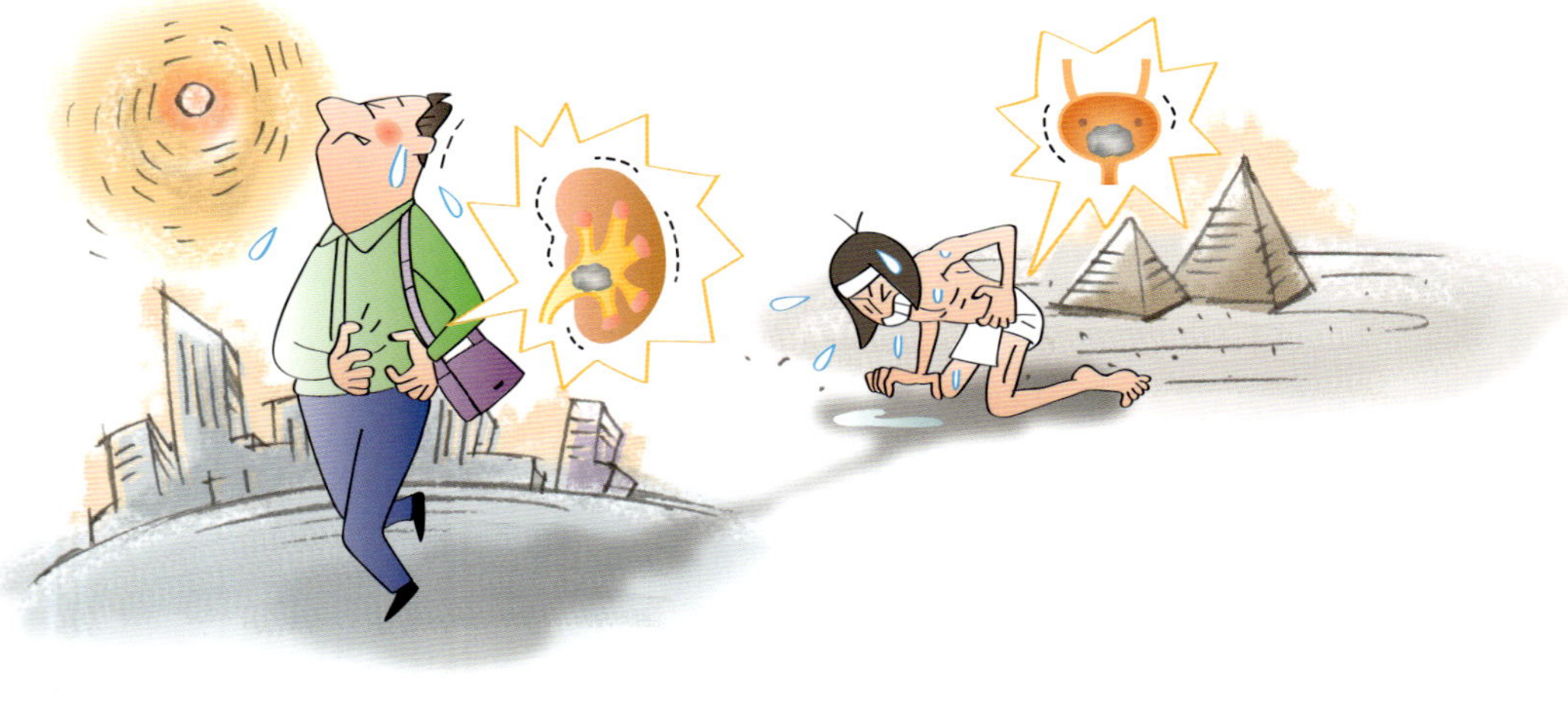

検査と診断

第2章

The second chapter

尿が出にくい、トイレが近いなど、尿のトラブルに気づいたら、放置せずにすぐに受診することが大切です。受診を迷っていると悪化して回復に時間がかかることも。病院ではどのような検査や診断が行われるか、事前に知っていればば安心ですね。では、ひとつずつ見ていきましょう。

こんなときはすぐに受診

放置してはいけない尿のトラブル

目で見てわかる血尿が出たり、強い痛みがあれば受診する気になっても、ちょっと尿が出にくい、あるいはトイレが近い、違和感がある、という程度なら様子をみようと思いがちです。特に女性は、尿の話をするのはなんとなく恥ずかしい、と感じる人が多いようです。

そうして受診を先延ばしにしているうちに結石が成長していき、七転八倒の苦しみを味わわなければいけなくなることがあります。また、加齢によるものと軽く考えていたら、深刻な病気が隠れていたということもあります。

どんな病気もそうですが、早期発見、早期治療がもっとも大切です。悪化してどうしようもなくなってからの受診では、回復に時間がかかるだけではなく、本来なら防げたはずの合併症まで引き起こしかねません。

たとえば、鈍痛《どんつう》があるだけだからと放置していると、結石によって尿の流れが滞り、水腎症《すいじんしょう》を招くことがあります。水腎症は、腎盂や腎臓に尿が逆流して拡張し、「腎実質」と呼ばれる腎臓の組織が圧迫されて萎縮するものです。この状態が長く続くと、腎臓の機能が損なわれてしまいます。

このような事態を避けるためにも、トイレが近い、出にくい、わき腹や下腹部などに鈍痛がある、尿が濁っているなど、「何か変?」と思ったら、早めに受診しましょう。

「何か変？」は受診のサイン

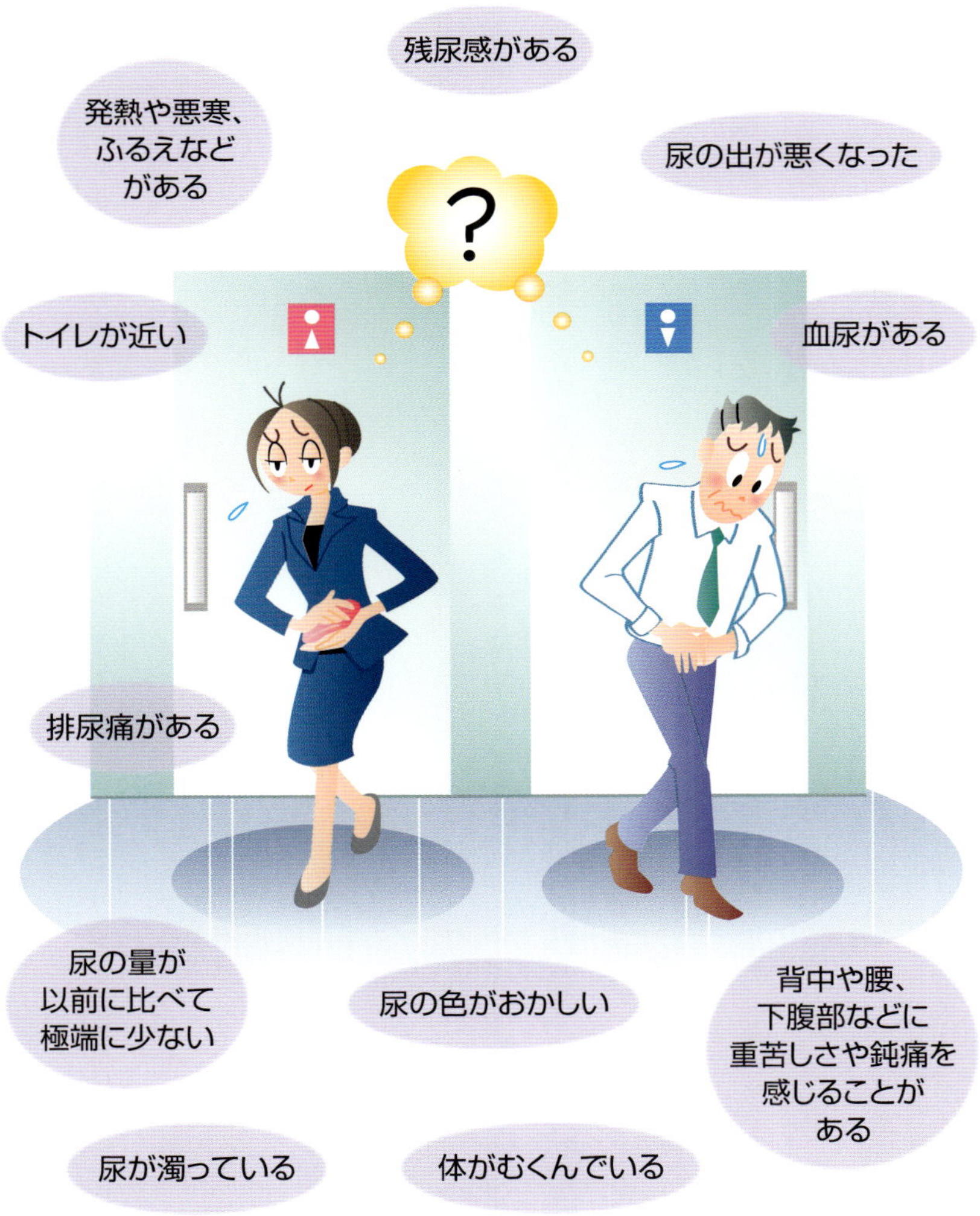
残尿感がある
発熱や悪寒、ふるえなどがある
尿の出が悪くなった
トイレが近い
血尿がある
排尿痛がある
尿の量が以前に比べて極端に少ない
尿の色がおかしい
背中や腰、下腹部などに重苦しさや鈍痛を感じることがある
尿が濁っている
体がむくんでいる

早期発見、早期治療がもっとも大切。自覚症状を感じたら「尿路結石」は早めに受診を!!

泌尿器科のかかり方

尿路結石が疑われるときは、泌尿器科を受診しましょう。尿路結石外来があるところや尿路結石の専門医がいる施設が望ましいですが、近くになければ一般の泌尿器科でかまいません。尿路結石はポピュラーな病気ですから、特別の施設でなくてもきちんと治療をしてもらえます。

ただし、痛みや血尿のような明らかな症状がなく、自分ではなんの病気かわからないケースも少なくありません。そんなときも、頻尿や排尿困難など、尿に関わるトラブルがあれば、迷わず泌尿器科を受診しましょう。

いざ、泌尿器科へと思っても、どこにどんな施設があるのかわからない、ということもあります。そんなときは、インターネットや雑誌、書籍などで情報を集めましょう。それぞれの病院のホームページを見ると、その施設の得意分野や治療実績、治療方針などがおおよそわかります。尿路結石についての知識や経験が豊富なところを選べば安心です。また、かかりつけの医師に相談して、紹介してもらうのもいいでしょう。

尿路結石は再発しやすい疾患で、治療後も定期健診を受ける必要があります。長いおつきあいになる可能性もありますので、信頼できる施設を選ぶことが大切です。

病院が決まったら、スムーズに診察を受けられるように準備を整えましょう。尿路結石は、薬の副作用や他の病気の影響で起こることもあります。現在服用中の薬の名前や病歴、家族歴などをメモしておくと役立ちます。お薬手帳やふだん飲んでいる薬をそのまま持参してもかまいません。

「尿路結石かな？」と思ったら

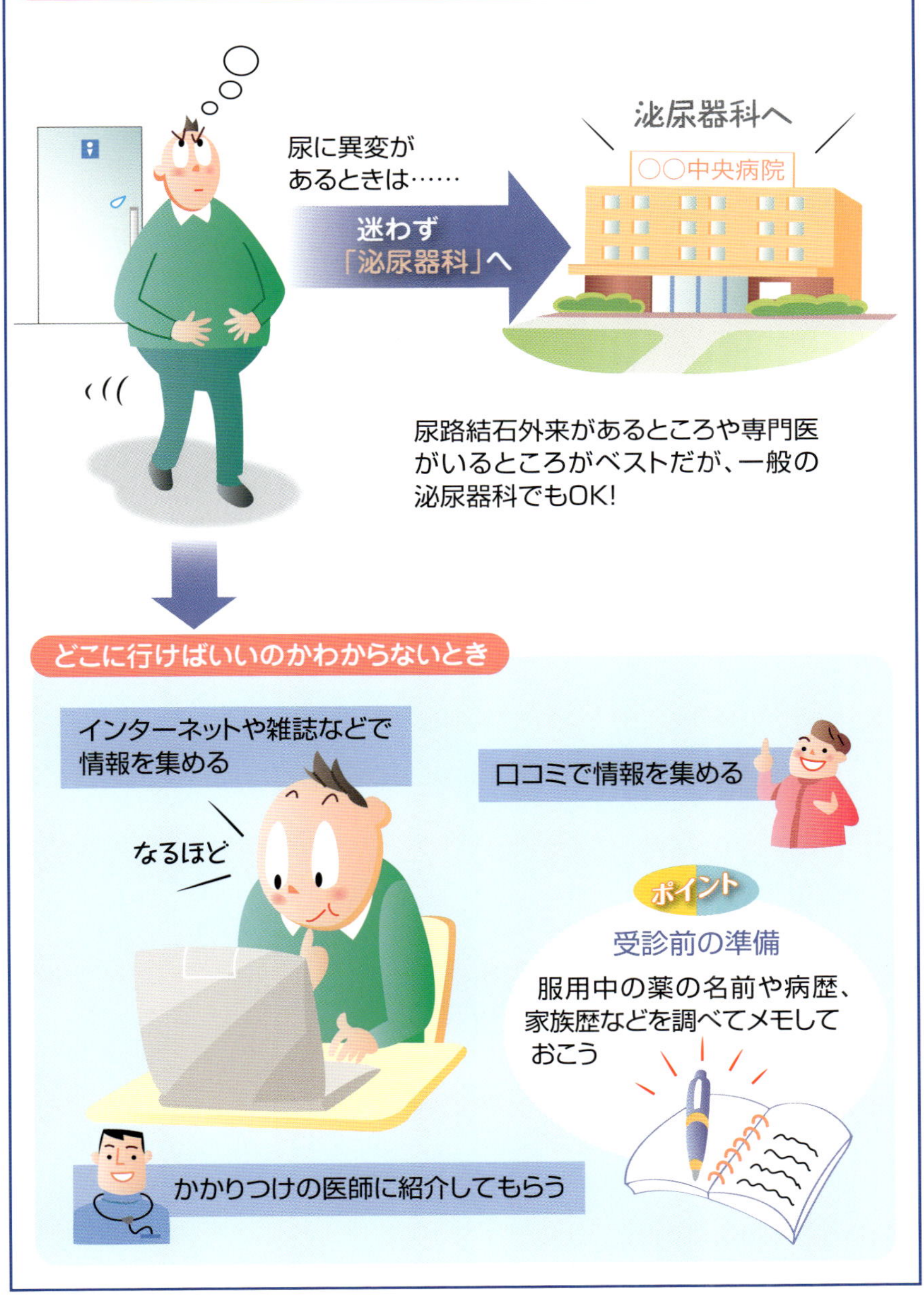

病院で行われる検査と診断

検査と診断の流れ

病院によって多少異なりますが、初診の流れは一般には次のようになります。

受付をすませると、まず問診票に記入します。この問診票を手がかりに、医師は問診を行います。その際に、自覚症状や尿の様子、病歴、家族歴、服用中の薬の名前などを聞かれますので、ありのままに答えましょう。

さらに検査を行います。尿路結石の主な検査には、血液検査、尿検査、画像検査などがあります。これらの検査によって、結石ができた原因や体の状態を探り、治療計画を立てます。

血液検査では、血液の成分を調べます。カルシウムやシュウ酸、尿酸、リンなど、結石の原因となる物質の量やバランスは特に重要です。また、血液中のクレアチニン*や尿素窒素*の量を調べると、腎機能が正常に働いているかどうかがわかります。

尿検査では、血尿や感染症の有無を確認します。尿中のカルシウムやシュウ酸、尿酸、リンなどの量も測定します。尿の成分を分析したりpHを調べることによって、結石の原因を突き止めます。

画像検査では、結石の有無や位置、大きさなどを確認します。主な画像検査として、単純X線写真（腎尿管膀胱撮影：KUB 64ページ）、超音波検査、CTなどがあります。通常は単純X線写真と超音波検査でほぼ診断がつきます。さらに詳しく調べたいときはCTが使われます。

病院が決まったら「早めに受診」をする

一般的な検査・診断の流れ

1 問診票に記入

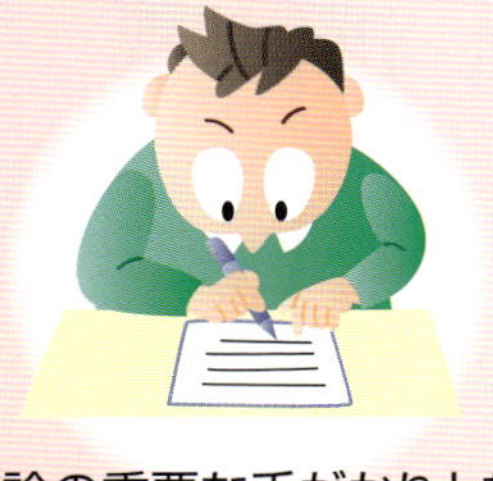

問診の重要な手がかりとなる。ありのままに丁寧に答えよう

2 問診

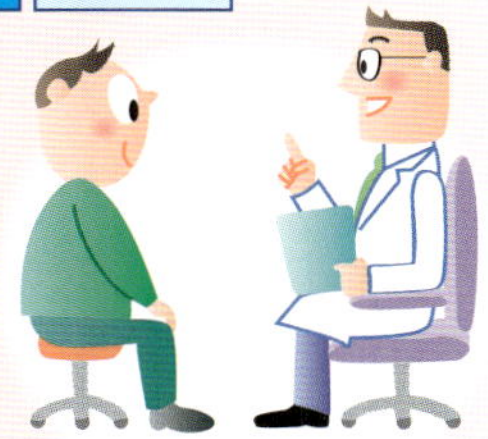

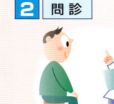

問診票に従って、さらに詳しく聞かれる。落ち着いて正直に答えよう

3 採尿

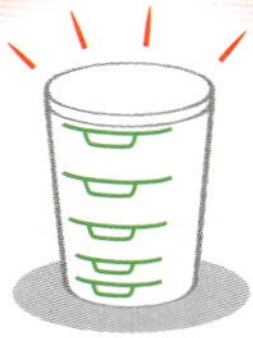

うっかり採尿前にトイレに行って出してしまわないこと。少し尿をためておこう

4 採血

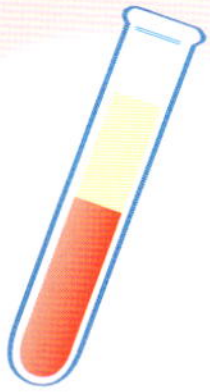

尿検査とともに必須の検査。血液で原因疾患がわかることもある

5 画像診断

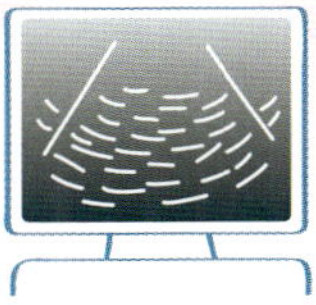

結石の位置や大きさだけではなく、成分もわかる

*必要に応じて、結石の成分分析や24時間尿化学検査などを行う

治療方針の決定

症状の有無、結石の位置、大きさ、かたさなどによって治療方針が決定される。小さくて無症状の場合は経過観察ということも

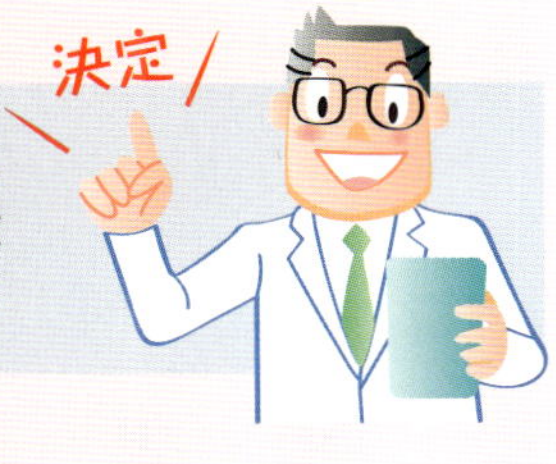

問診

医師は問診票に基づいて、さらに詳しい問診を行います。どの疾患においても、問診は重要です。患者が自分の症状を的確に伝えることができれば、医師は早く正しい診断に到達できます。

まず聞かれるのは、自覚症状です。これぱかりは本人でないとわかりませんので、どのような症状に悩んでいるのか、また痛みがある場合は、どのあたりがどのように、どのくらいの時間痛むのか、できるだけ詳しく具体的に答えましょう。

尿についても聞かれます。スムーズに排尿できるか、痛みはないか、残尿感はないか、1日に何回ぐらいトイレに行くか、1日の量はどのくらいかなど。なかには答えにくい質問もあるかもしれませんが、すべて尿路結石の診断に必要な質問ですから、率直に答えることが大切です。

尿路結石では、服用中の薬や他の病気が結石の原因になっていることが多いため、今どんな薬を飲んでいるのか、ほかに治療中の病気があるかなどについても聞かれます。遺伝によって起こることもありますので、家族の病歴まで質問が及ぶことがあるでしょう。過去にも結石を起こしたことがあるかどうかも重要です。さらに、ライフスタイルについても聞かれるかもしれません。

尿路結石は、たまたま石ができただけだから取ればよい、というような単純な病気ではありません。ライフスタイルや偏った食生活が引き起こした生活習慣病といえます。ですから、どこに原因があるのか突き止め、生活全般を見直さなければ、再発を繰り返すようになってしまいます。

そのために問診や検査を行い、体の状態をよく知る必要があるのです。

問診ではこんなことを聞かれる

問診票

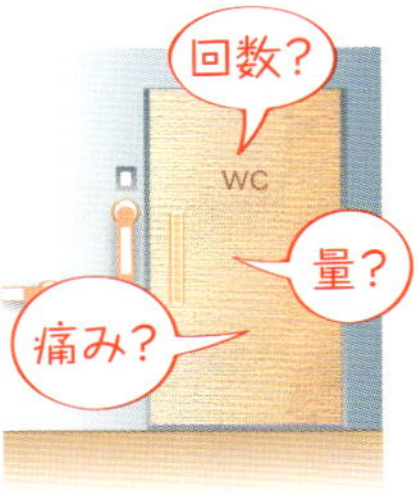

- □ 体のどこかに痛みはあるか？
- □ 1日のトイレの回数は？
- □ 残尿感や排尿痛はないか？
- □ 出しにくいことはないか？
- □ 尿の量が減っていることはないか？
- □ 発熱や悪寒など、他に症状はないか？
- □ 今どんな薬を飲んでいるか？
- □ 他に治療中の病気はあるか？
- □ 尿路結石の既往歴があるか？
  あるとしたら、その後定期健診を受けているか？
- □ 両親や兄弟に尿路結石にかかった人がいるか？
- □ バランスのよい食事をしているか？
- □ ふだん運動をしているか？

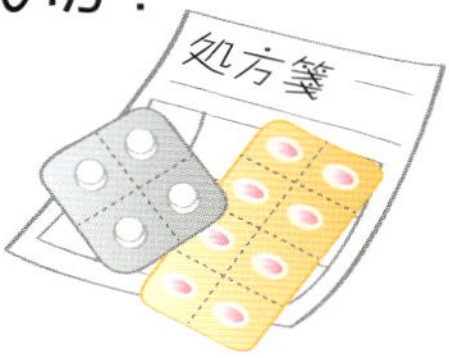

問診で自分の症状を的確に伝えることができれば、医師は早く正しい診断に到達できる

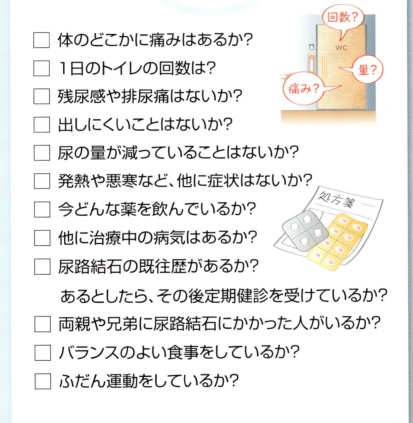

血液検査

血液検査によってさまざまなことがわかります。白血球値やCRP*（C反応性タンパク）値が高いのは炎症がある証拠で、尿路感染症が疑われます。

また、たんぱく質の最終代謝物であるクレアチニンや尿素窒素の量が多いのは、腎機能の低下を示しています。通常はどちらも腎臓で濾過《ろか》されて尿中に排泄されるのですが、腎臓の働きが衰えていると血液中に多く残ってしまうのです。

尿路結石症は腎臓の機能と密接な関係がありますので、腎機能の障害の有無やその程度をたしかめることは重要です。

さらに、血液中のカルシウムや尿酸、リン、カリウムの量を測定して、結石の原因疾患を推察します。たとえば、血液中のカルシウム値が高い場合は、原発性副甲状腺《げんぱつせいふくこうじょうせん》機能《きのう》亢進症《こうしんしょう》が疑われます。この疾患では、カルシウム値だけではなくリン値にも異常が出ます。腎尿細管でのリンの再吸収が低下して尿中への排泄が増えるため、血液中のリン値が低くなるのです。ですから、高カルシウム血症とともに低リン血症がみられるときはこの病気を疑い、副甲状腺ホルモンの測定を行います。

また、尿酸値は高尿酸血症の有無を確認するのに有効です。高尿酸血症は痛風の原因になるだけではなく、尿が酸性に傾くため尿酸結石ができやすくなります。これを核として、シュウ酸カルシウム結石もできやすくなってしまいます。腎機能障害が進行しているときも高尿酸血症を示すため、尿酸値は腎機能の評価にも使われます。

検査①——血液を調べる

血液の成分は腎臓の機能と密接な関係がある

血液の成分を調べることによってわかること

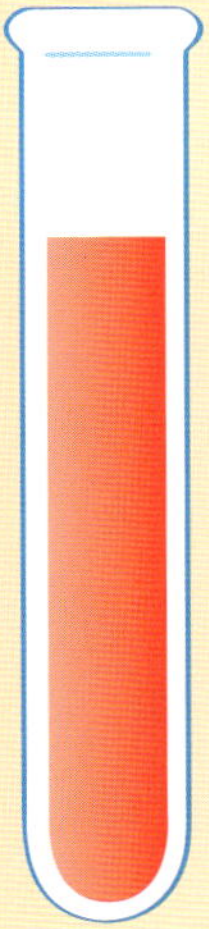

- 白血球やCRP（C反応性タンパク）値が高い → 尿路感染症が疑われる
- 尿素窒素、クレアチニンが高い → 腎機能障害が疑われる
- 高尿酸血症 → 腎機能障害が疑われる。尿酸結石、シュウ酸カルシウム結石ができやすい
- 高カルシウム血症・低リン血症 → 原発性副甲状腺機能亢進症が疑われる
- 低カリウム血症・低ナトリウム血症 → 腎尿細管性アシドーシスが疑われる

腎機能の障害の有無やその程度を確かめるために血液検査を受けることはたいへん重要

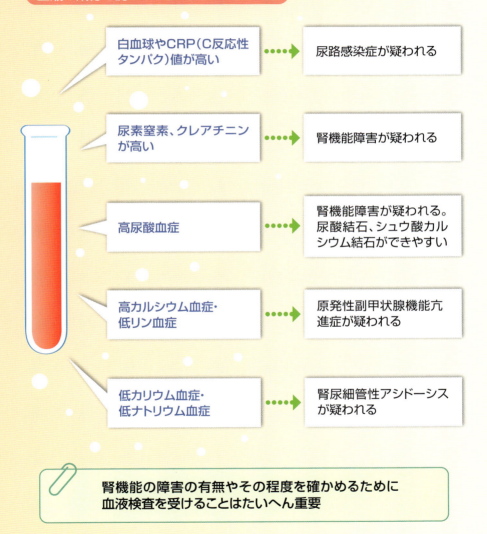

尿検査

尿検査には、一般尿検査と24時間尿化学検査（70ページ）があります。尿の成分がかたまって結石になるのですから、尿検査は尿路結石の診断と再発予防に必須のものといえます。

一般尿検査は、外来で行っている通常の採尿による検査です。まず、血尿や膿尿《のうにょう》があるかどうかを調べます。血尿はほとんどの尿路結石でみられますが、肉眼では確認できないことが多く、顕微鏡で調べます。膿尿とは尿に膿《うみ》が混じっているもので、白っぽく濁って見えたりします。これは尿路に炎症があるサイン。尿路感染症が疑われます。水腎症を起こしているときや結石の形成から時間が経っているときも、尿が濁りやすくなります。

このように、尿の色や透明度だけでも、かなりの情報が得られます。健康な尿は、黄色っぽく澄んでいます。赤みを帯びていたり白っぽく濁っている場合は、どこかに病気があることを示しています。オレンジっぽいときは、尿酸の結晶が尿に多く混じっていると考えられます。

さらに、尿たんぱくや尿糖、尿pH*も調べます。健康な尿は、pH6・0~6・5の弱酸性を示します。それより低く酸性に傾いているときは尿酸結石ができやすくなります。逆に以上でアルカリ性に傾いているときは、リン酸マグネシウムアンモニウム結石や腎尿細管性アシドーシスが疑われます。ただし、尿pHはちょっとしたことで変動しやすいので、複数回採尿して調べる必要があります。

また、尿を遠心分離機にかけて、沈殿《ちんでん》した細胞や結晶成分を顕微鏡で調べる、尿沈渣《にょうちんさ》という検査も行います。結石の成分によって結晶の形が異なるため、尿路結石症の診断に有効です。

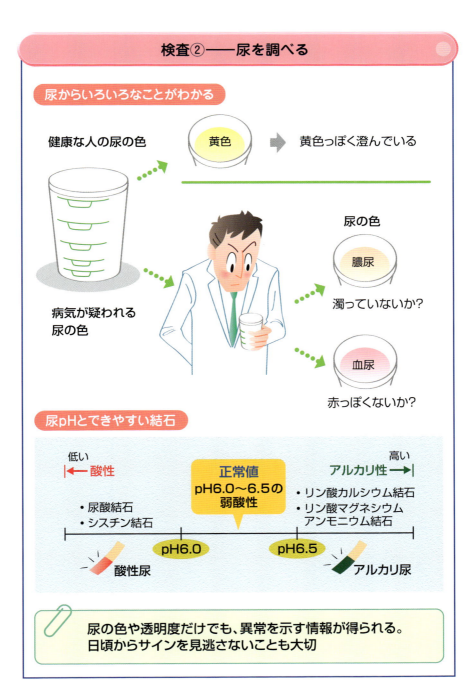

検査②――尿を調べる

尿からいろいろなことがわかる

尿pHとできやすい結石

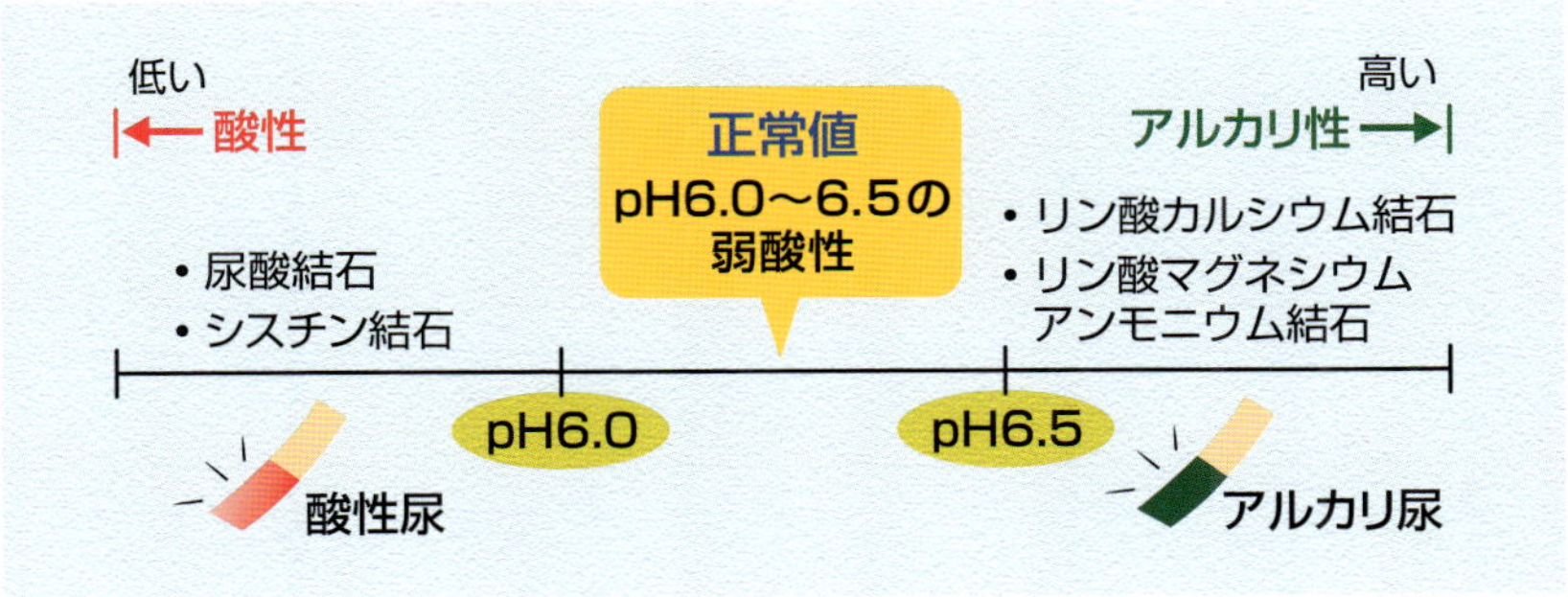

尿の色や透明度だけでも、異常を示す情報が得られる。日頃からサインを見逃さないことも大切

画像検査／単純X線写真（腎尿管膀胱撮影：KUB）

ほとんどの医療機関で、結石の初期診断にKUBか超音波検査を利用しています。画像検査としては、非常にポピュラーなものといえます。

KUBとは、Kidney-Ureter-Bladderの頭文字をとったもので、腎臓から尿管、膀胱までを1枚の写真となるようにX線撮影します。腎臓から続く尿路をたどり、結石の位置や大きさ、数などを探っていくのです。

ただし、結石の診断率は約72％といわれ、すべての結石を発見できるわけではありません。KUBでは、シュウ酸カルシウム結石やリン酸マグネシウムアンモニウム結石はよく写りますが、尿酸結石やキサンチン結石はX線が通り抜けてしまうので写りません。また、シスチン結石も淡い陰影となり、鮮明には写りません。このほか、2ミリ以下の小さな結石も発見が困難です。

逆に、影があっても、結石ではない場合もあります。骨盤内の静脈石（静脈壁が石灰化したもの）、腸間膜《ちょうかんまく》リンパ節や子宮筋腫の石灰化、以前のレントゲン検査で服用したバリウムなど、まぎらわしいケースは少なくありません。しっかり鑑別する必要があります。

なお、石灰化とは血液中のカルシウムが組織に沈着することで、全身の臓器に起こります。結石患者のなかでも、特に高齢の女性は石灰化を合併しやすいので注意が必要です。

KUBでは鑑別が困難なときや結石の存在を確認できないときは、さらに超音波検査を行います。この2つの画像検査を併用すると、ほぼ診断がつきます。

検査③——ＫＵＢ画像で診断する

ＫＵＢ検査——腎臓から膀胱までの尿路をＸ線によって撮影する

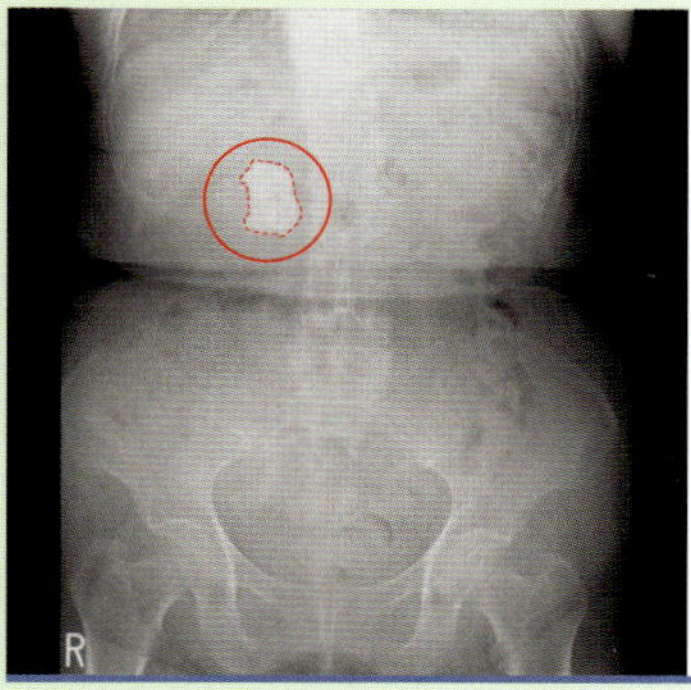

腎臓から尿管、膀胱までを1枚の写真となるようにX線撮影し、腎臓から続く尿路をたどり、結石の位置や大きさ、数などを探っていく。ただし、結石の診断率は約72%といわれている

メリット

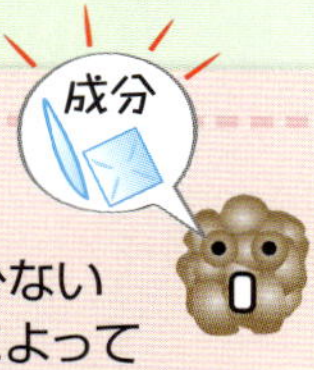

- 体への負担が少ない
- X線の透過性によって結石の成分の鑑別が可能
- 尿路結石の経過観察に有効

デメリット

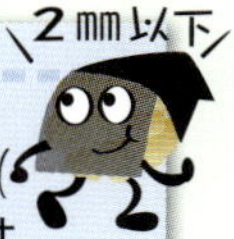

- 2㎜以下の小さな結石や骨の陰にある石は見つけにくい
- 写りが悪かったり、写らない結石がある

よく写る結石

- シュウ酸カルシウム結石
- リン酸マグネシウムアンモニウム結石

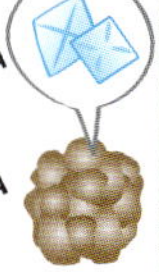

写りが悪い結石

- シスチン結石

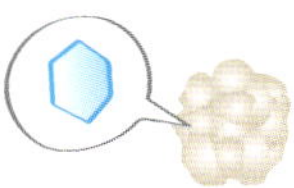

写らない結石

- 尿酸結石
- キサンチン結石

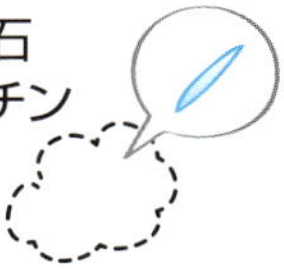

KUBでは鑑別が困難なときなどは、さらに超音波検査を行う

画像検査／超音波検査

かつてはKUBではっきり確認できない場合は、造影剤を注入してX線撮影をする静脈性尿路造影（IVP）を行うのが一般的でした。

しかし、造影剤に含まれているヨードでショック状態になったり、症状が悪化することがあるため、今では腫瘍の合併が疑われるケース以外ではあまり使われなくなりました。

それに代わって広く用いられているのが、超音波検査です。これは、超音波を体の表面からあてて、体内の組織からはね返ってくるエコー（反射波）を画像化したものです。

痛みや副作用がなく、患者の体に負担がかからないのが最大のメリットです。医師にとっても、簡単に行えるうえ多くの情報を得られるので、今はさまざまな疾患の診断に用いられています。

超音波検査では、KUBには写らない尿酸結石やシスチン結石も確認できます。また、腎盂や腎杯が拡張する水腎症の診断にも有効で、尿の流れがどの程度滞っているか、尿管や腎臓がどのような状態になっているかなど、おおよそのことがわかります。膀胱結石の診断にも役立ちます。

超音波検査は、腎臓、尿管の上部、膀胱に存在する結石の鑑別は得意です。ただし、5ミリ以下の結石は発見できないことがありますし、尿管の結石も確認できないことがあります。

このように万能ではなく超音波検査のみでの診断は危険です。そのため、KUBとの併用が推奨されているのです。

この2つの画像検査を行っても、まだ診断が確定できないときは、CT検査を行います。

検査④——超音波検査で診断する

超音波によって、尿路の状態を観察する

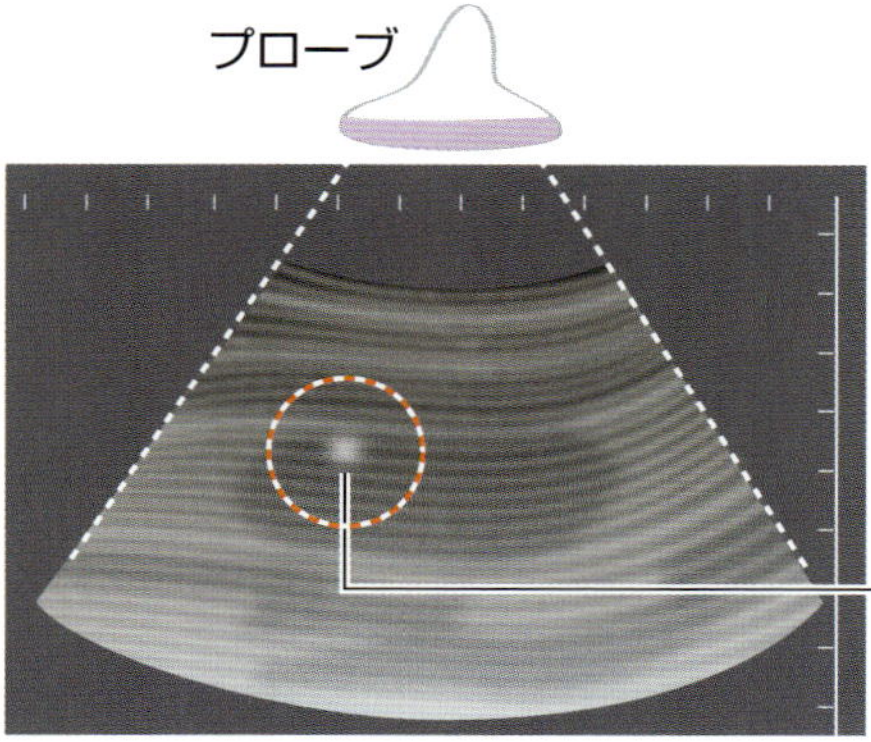

超音波を体の表面からあて、組織からはね返ってくるエコー（反射波）を画像化したもの

白く写っているのが結石

メリット

- 体に負担がかからない
- 痛みや副作用がない
- 簡単に外来で行える
- KUBには写らない尿酸結石やシスチン結石などを確認できる
- 水腎症や尿管閉塞の程度がわかる

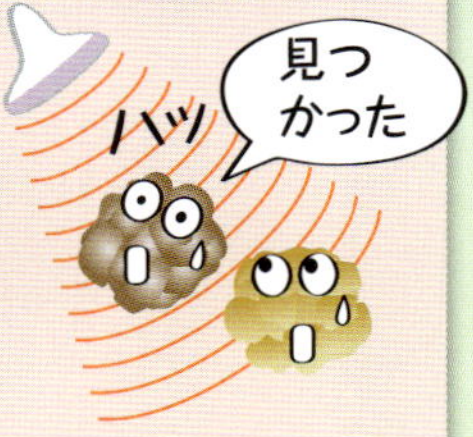

デメリット

- 5㎜以下の結石は見つけにくい
- 尿管の結石も鑑別できないことがある
- 診断の精度はあまり高くない

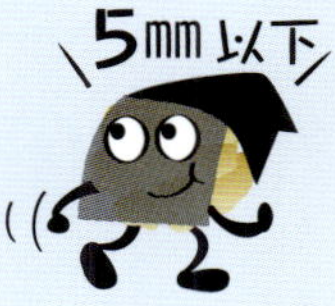

超音波検査のみでの診断は危険。KUBとの併用が推奨されている

画像検査／CT検査

CTとはComputed Tomography（コンピュータ断層撮影）の略で、X線を使って身体の断面を撮影する検査です。近年急速に普及し、病気の診断には欠かせないものとなりました。

今は尿路結石症でも、超音波検査と並んで標準的な診断方法となっています。さまざまな角度から撮影できるので、結石の見落としが少ないのが大きなメリットです。診断率はもっとも高く、ほぼ100％とされています。KUBには写らない、尿酸結石やシスチン結石、キサンチン結石も確認できますし、骨の陰に隠れている結石やごく小さな結石も発見できます。

また、腎臓の閉塞の程度や水腎症の程度、腎臓石灰化の有無などもわかります。結石の密度や内部の構造、皮膚からの距離なども調べられるので、どの治療法をとるのが最適か、判断がしやすくなります。

胆石症や急性虫垂炎、腎腫瘍、消化管潰瘍、腎盂尿管腫瘍など、尿路結石と鑑別しなければならない疾患は多くあります。CT検査ではほぼ正確に見極めることができるため、確定診断や治療方針の決定に大いに役立ちます。

ただし、放射線被ばく量が多いのが難です。KUBの約5倍にもなるので、何度も受けられません。そのリスクを軽減するために、「low-dose《ロウ ドーズ》 CT」と呼ばれる、低線量のCTが用いられることもあります。肥満者や3ミリ以下のごく小さい結石を除くと、診断率は普通のCTとさほど変わりません。

このほか、尿道から内視鏡でカテーテルを挿入し、造影剤を注入してX線撮影をする逆行性尿路造影検査もありますが、体への負担が大きいので、最近はあまり行われていません。

検査⑤——ＣＴ検査で診断する

X線を用いて体の断面を撮影する

尿路結石症でも、超音波検査と並んで、病気の診断には欠かせない標準的な診断方法となっている

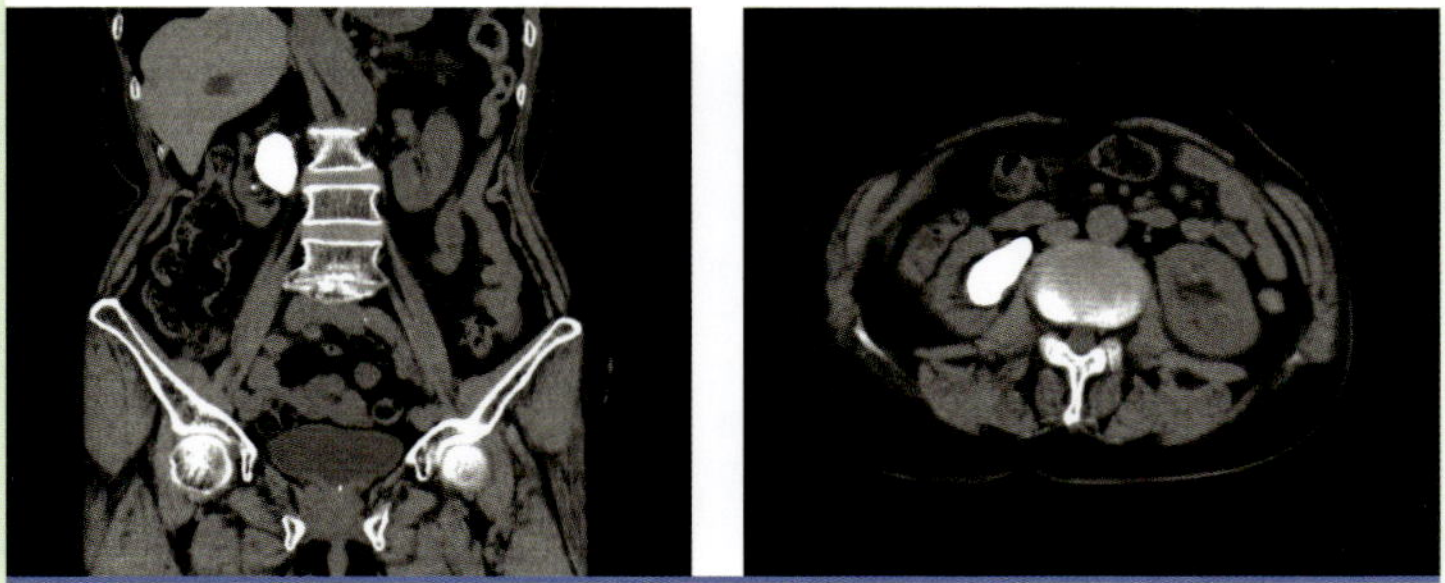

正面　横断面

メリット

- 診断の精度が高く、結石の見落としが少ない
- 他の疾患との鑑別がしやすい
- KUBではわからない結石も確認できる
- 腎臓の閉塞の程度や水腎症の程度がよくわかる
- 結石の密度や構造もわかるので適切に治療の選択ができる

デメリット

- 放射線被ばく量が多い

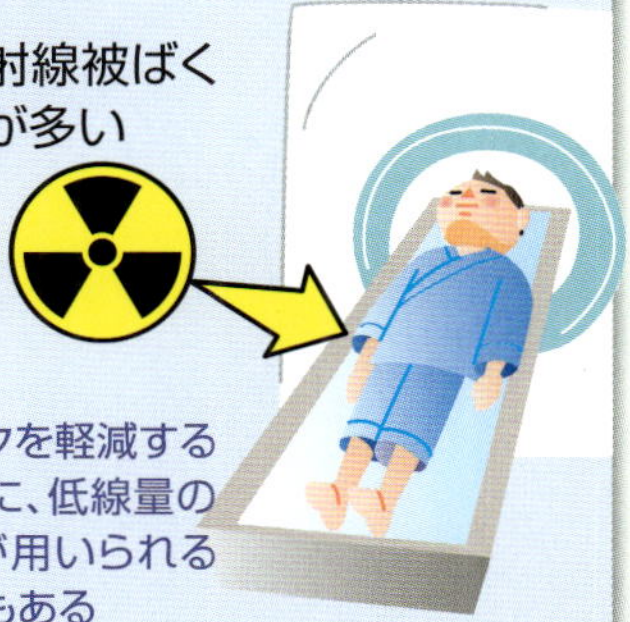

リスクを軽減するために、低線量のCTが用いられることもある

画像検査における放射線被ばくの比較

	KUB	CT	low《ロウ》-dose《ドーズ》 CT
放射線被ばく (mSV《ミリシーベルト》)	0.5〜1.0	4.5〜5.0	0.9〜1.9

『尿路結石症診療ガイドライン　第２版』より

その他の検査

結石の成分分析

尿路結石は再発率の高い病気です。結石が体外に出たからといって、治療終了というわけにはいきません。再発を予防しなければ、何度も繰り返すことになってしまいます。ですから、出てきた結石の成分を分析し、原因を突き止めることが非常に重要です。

たとえば、尿酸結石であれば尿酸代謝や腎機能に異常がないかどうか調べますし、リン酸マグネシウムアンモニウム結石であれば、尿路感染症の検査を行います。このように、結石さえ取れればよいというのではなく、石の成分から原因疾患を探り、その治療を行うことが大切です。

しかし、結石がごく小さい場合や取り出すときに粉砕した場合は、石の採取が困難です。自然排泄の可能性があるときは、排尿のたびに石が出ていないかしっかり観察し、もし見つけたら採取して、医師に見せましょう。「ストーンスクリーン」と呼ばれる、専用の結石採取容器も市販されています。

24時間尿化学検査

24時間尿をためて行う検査で、1日の尿量や結石に関係の深い物質の排泄量を測定します。

1日の尿量が減ると、尿が濃縮されて結石ができやすくなります。また、結石形成を促進するカルシウム、シュウ酸、尿酸、リンの排泄過剰や、結石形成を抑制するマグネシウム、クエン酸の排泄減少は尿路結石のリスクを高めます。

それぞれの排泄量を調べることで、結石の危険因子を突き止め、再発予防につなげます。

検査⑥——その他の検査

結石の成分を検査する

患者自身が尿を観察し、結石を採取

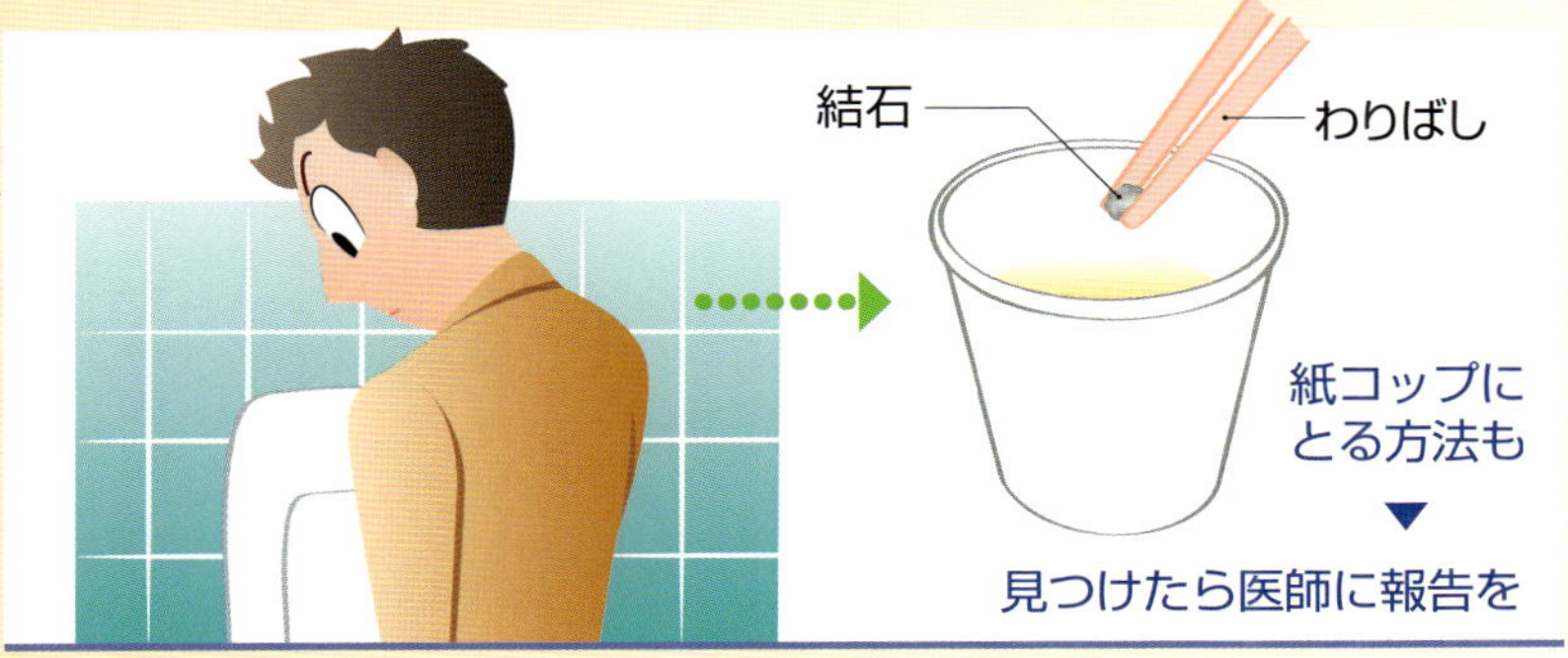
結石
わりばし
紙コップに
とる方法も
見つけたら医師に報告を

24時間尿をためて行う検査

1日の尿量や結石に関係の深い物質の排泄量を測定

項目	基準値
●クレアチニン	15〜20mg/kg（女性）　20〜25mg/kg（男性）
●カルシウム	4.0mg/kg／日未満（男女）
●尿酸	750mg／日未満（女性）　800mg／日未満（男性）
●シュウ酸	45mg／日未満
●クエン酸	320mg／日以上*　*女性では、性周期による変動に留意する
●ナトリウム	4.0〜8.0g／日（170〜340mEq／日）
●カリウム	1.0〜2.5g／日（25〜65mEq／日）
●マグネシウム	75mg／日以上
●リン	500〜2000mg／日

『尿路結石症診療ガイドライン』より

尿路結石の分類

結石の存在部位による分類とその特徴

尿路結石は結石が存在する部位によって、大きく、「上部尿路結石」と「下部尿路結石」に分けられます。上部尿路結石はその名のとおり上部尿管にできるもので、さらに「腎結石」と「尿管結石」とに分けられます。結石全体の約96％を占めており、なお増加傾向にあります。

一方、下部尿路結石は「膀胱結石」と「尿道結石」に分けられ、わずか4％ほどです。戦前は下部尿路結石のほうが多かったのですが、今は減少の一途をたどっています。２００５年の年間罹患率の男女比をみると、上部尿路結石では男性は女性の2・4倍程度であるのに対し、下部尿路結石ではさらにその差が広がり、3倍以上となっています。

下部尿路結石は、排尿障害*によって引き起こされることが多く、男性の場合は前立腺肥大症や尿道狭窄など、その原因となる疾患にかかりやすいからと考えられます。実際、上部尿路結石は働き盛りの40〜50歳代に多くみられますが、下部尿路結石は前立腺肥大症が増える高齢者に多くみられます。女性の場合も、60歳以上に多発しています。

このように、結石ができる部位によってかかりやすい年代や原因疾患が異なります。症状や石の成分などにも違いがみられます。

では、それぞれどのような特徴があるのか、部位別に見ていきましょう。

結石の存在部位による分類

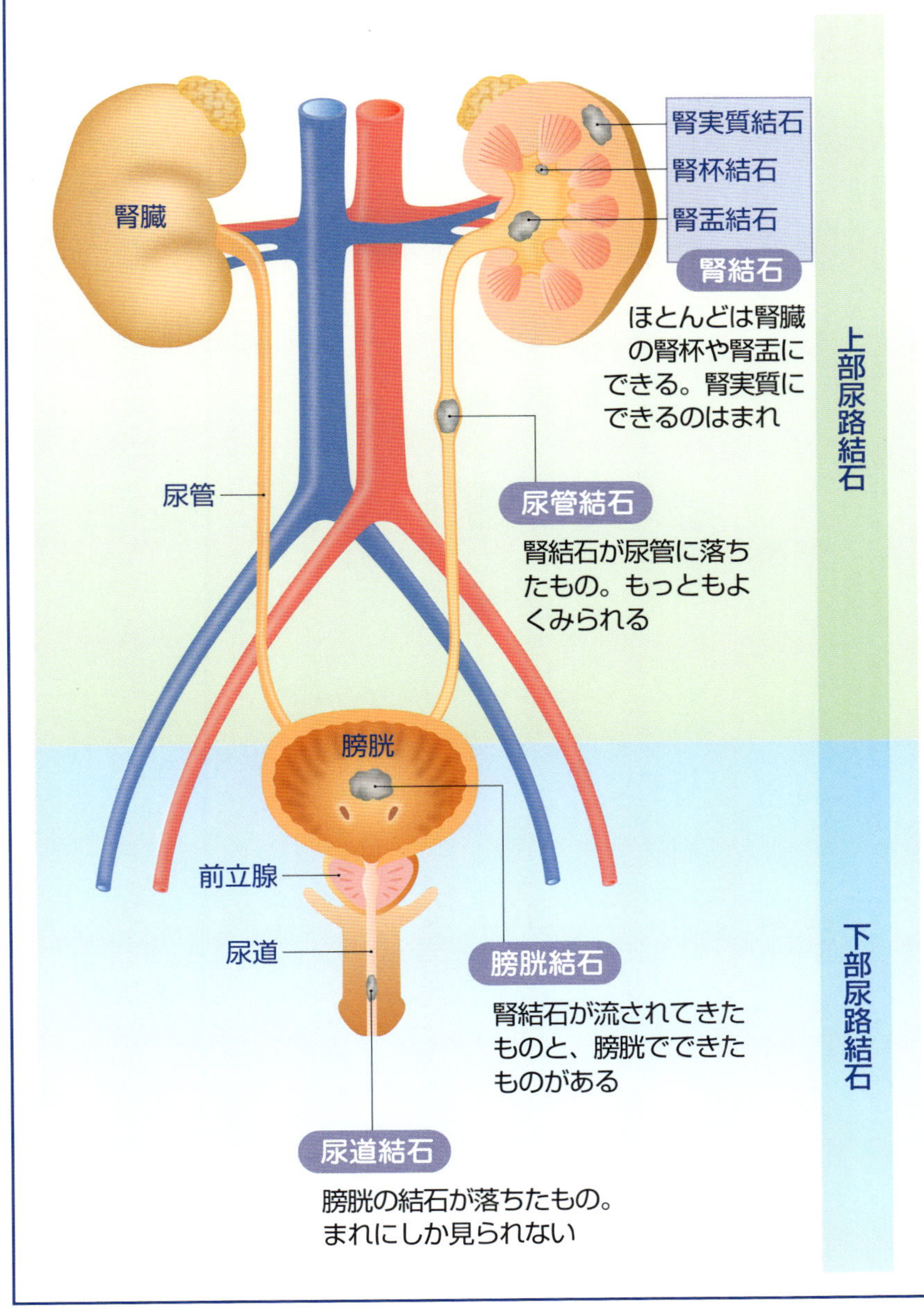

●腎結石

腎臓内にある結石を「腎結石」といいます。できた場所によって、「腎盂結石」、「腎杯結石」、「腎実質結石」などと区別して呼ばれることもあります。ただし、腎実質内にできることはまれで、ほとんどは腎杯か腎盂にできます。

尿路結石の大半は腎臓で発生します。結石のもととなる結晶は、はじめは腎実質のネフロンの下流にあたる尿細管に生じます。この結晶がくっついたり、尿細管の壁にひっかかって集まったりしてかたまりになります。このかたまりが尿細管を流れるうちに、少しずつ成長して腎杯へ、さらに腎盂へと押し出されます。

腎杯はコップのような形をしており、1つの腎臓に十数個あります。腎実質でつくられた尿を受けて腎盂に導く役割を担っています。結晶のかたまりは、この腎杯、腎盂を通過するうちにさらに大きくなり、ついには結石を形成するのです。これが腎結石です。

腎結石は自覚症状に乏しいという特徴があります。特に腎杯結石は、ほとんど痛みがありません。腎盂結石の場合も、腰から背中にかけて鈍い痛みや重苦しさを感じる程度です。そのため、結石に気づかず、健康診断や人間ドックなどでたまたま発見されることもあります。このように、自覚症状が少ない結石を「サイレント・ストーン」と呼んでいます。

腎結石の約8割はカルシウム結石です。大きさはさまざまですが、大半はゴマ粒大から米粒大です。1センチを超えるものは多くはありません。

腎結石ができるまで

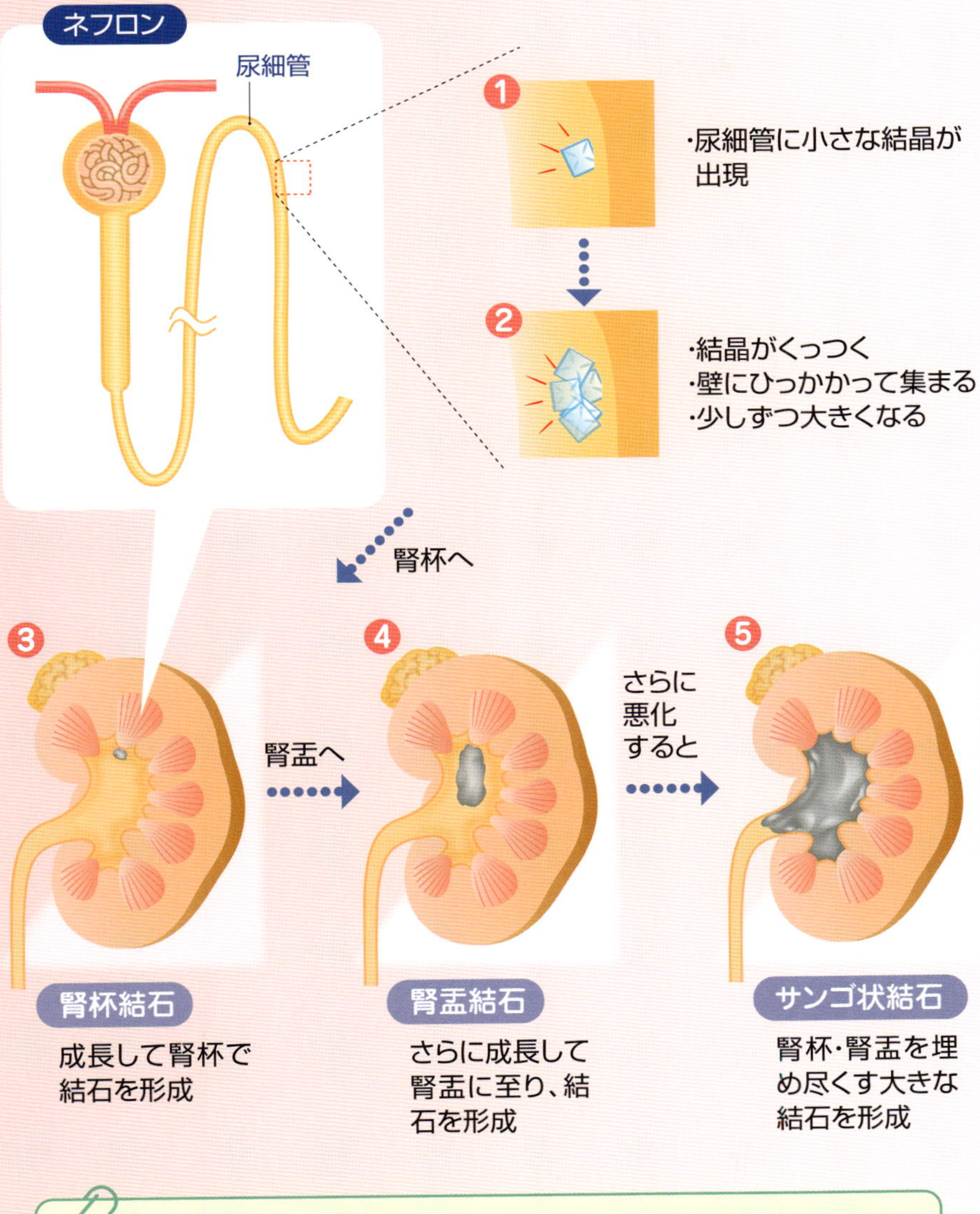

腎結石は自覚症状が少ない。そのため、知らず知らずのうちに結石が大きく育ってしまうケースが多い

ただし、腎盂・腎杯全体にサンゴのように広がる「サンゴ状結石」は、うずら卵から小鶏卵大になります。画像検査でも、腎盂・腎杯の形状そのままの結石が写るので、「鋳型《いがた》結石」とも呼ばれています。サンゴ状結石も無症状のことが多いため、知らず知らずのうちに結石が大きく育ってしまうのです。痛みがないからと放置していると、水腎症などの合併症を引き起こし、腎臓の機能が衰えてしまいます。

積極的に治療する必要がありますが、サンゴ状結石は非常に硬く、容易に粉砕できません。腎機能の低下が著しい場合は、腎臓そのものを摘出するケースもあります。サンゴ状結石をつくりやすいのは、シスチン結石や尿酸結石、リン酸アンモニウムマグネシウム結石などです。

尿管結石

腎結石が尿管に落ちたものです。尿管結石は結石全体の6~7割を占めており、もっとも頻度が高くなっています。尿管は25~30センチ程度の管で、詰まりやすい形状をしているうえ、太さが一定ではなく、もともと細く流れにくい部分が3ヵ所もあります。

腎盂と尿管のつなぎ目にあたる腎盂尿管移行部、総腸骨動脈という血管との交叉部、膀胱の入口にあたる尿管膀胱移行部です。尿管結石の大半は、このどこかで発見されます。

特に細くなっているのは尿管膀胱移行部で、尿管が膀胱壁に斜めに貫通していることもあって、非常に詰まりやすくなっています。

尿管結石の代表的な症状である疝痛発作を引き起こすのは、ほとんどがこの尿管結石です。結石が尿管をふさいで尿の流れが悪くなったときに、腎盂内圧の急激な上昇と尿管のけいれんなどで激しい痛み

尿管結石は結石全体の6～7割

尿管結石が詰まりやすい場所

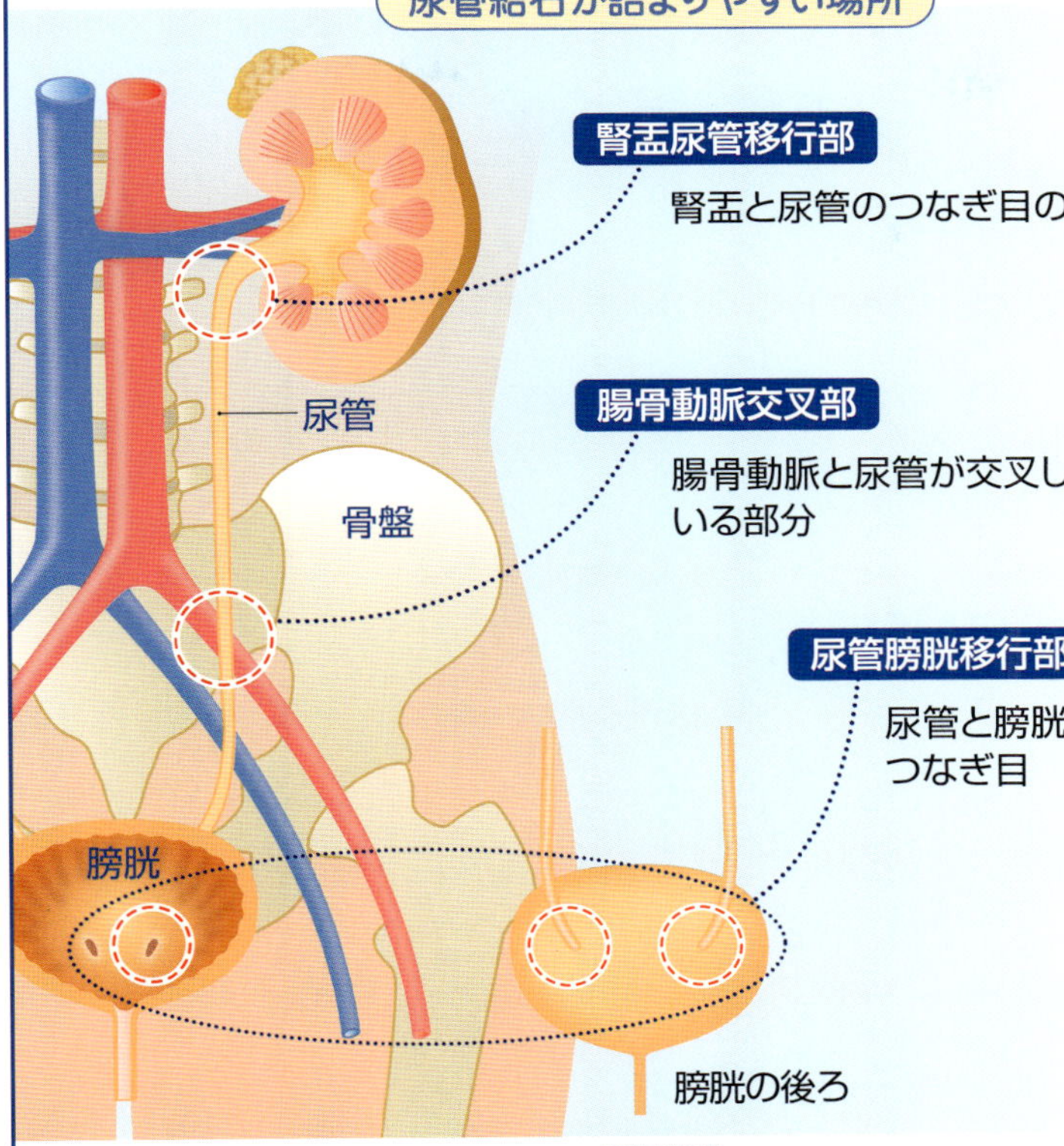

◇ 尿管結石の特徴 ◇

1 突然の疝痛発作
顔面蒼白、冷や汗、嘔吐などを伴うことも

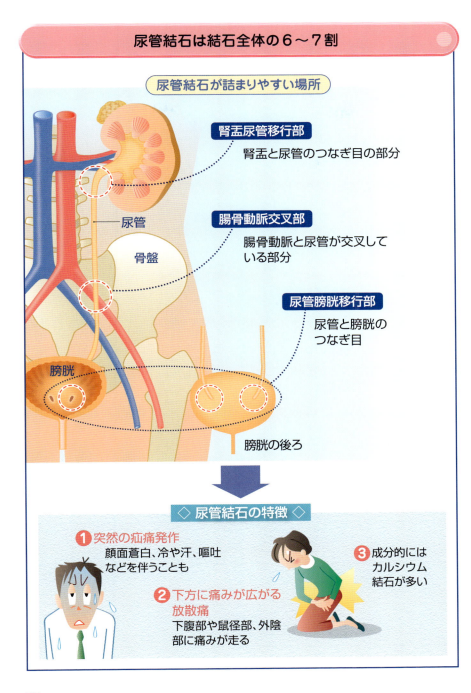

2 下方に痛みが広がる放散痛
下腹部や鼠径部、外陰部に痛みが走る

3 成分的にはカルシウム結石が多い

が起こるのです。顔面蒼白や冷や汗、悪心、嘔吐などがみられることもあり、消化器疾患とまちがわれることもあります。

また、結石のある場所から下方へと痛みが広がっていく、放散痛《ほうさんつう》も尿管結石の特徴といえます。これも、尿路が突然閉塞したことによって起こります。男性は鼠径部《そけいぶ》や陰嚢《いんのう》、女性は外陰部などに痛みが走ります。

一般に、尿管結石の痛みは、夜間や早朝に起きる傾向があります。

結石が尿管膀胱移行部など、尿道の下部に詰まった場合は、排尿痛や残尿感、頻尿など、膀胱炎と同じような症状があらわれます。膀胱に落ちてしまうと、痛みは消失します。この場合は、自然に排出されることがほとんどですので、大きな問題はありません。

しかし、排石の自覚がなく痛みが軽快した場合は注意が必要です。水腎症の合併や嵌頓《かんとん》結石である可能性もあります。

嵌頓結石とは、結石が長期にわたって同じ部位にとどまり、尿管粘膜と癒着《ゆちゃく》したものです。こうなると、自然には排出されません。尿管の閉塞状態が続くため、腎後性腎不全や急性腎盂腎炎、敗血症、尿《にょう》溢流《いつりゅう》などを引き起こすことがあります。

ときには命にかかわることもありますので、痛みがなくなっても早めに受診し、結石が排出されたかどうか確認してもらいましょう。

なお、成分的には尿管結石も腎結石と同じく、約8割がカルシウム結石です。

尿管結石を放置するとこんな危険が！！

水腎症

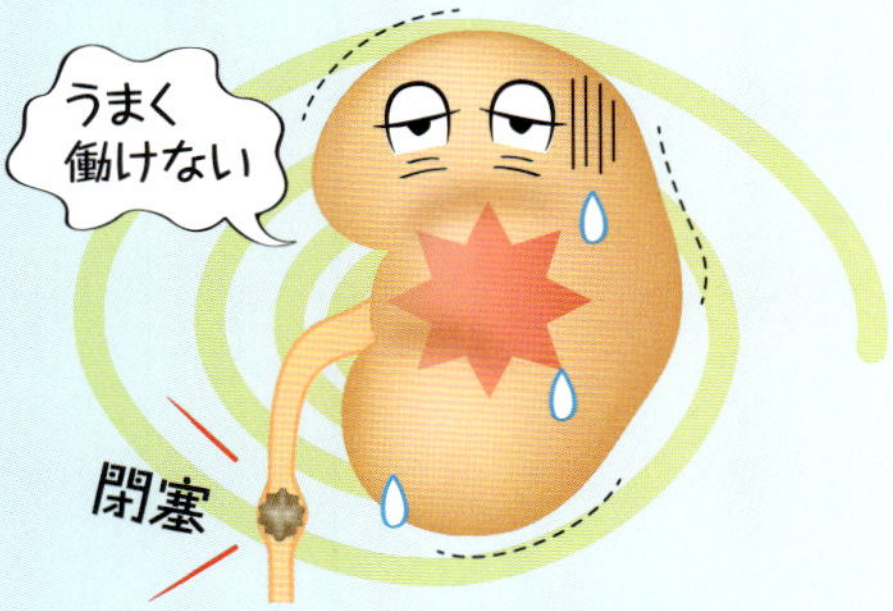

うまく
働けない
閉塞

尿路の閉塞により、腎盂や尿管が拡張して腎機能が低下する

嵌頓《かんとん》結石

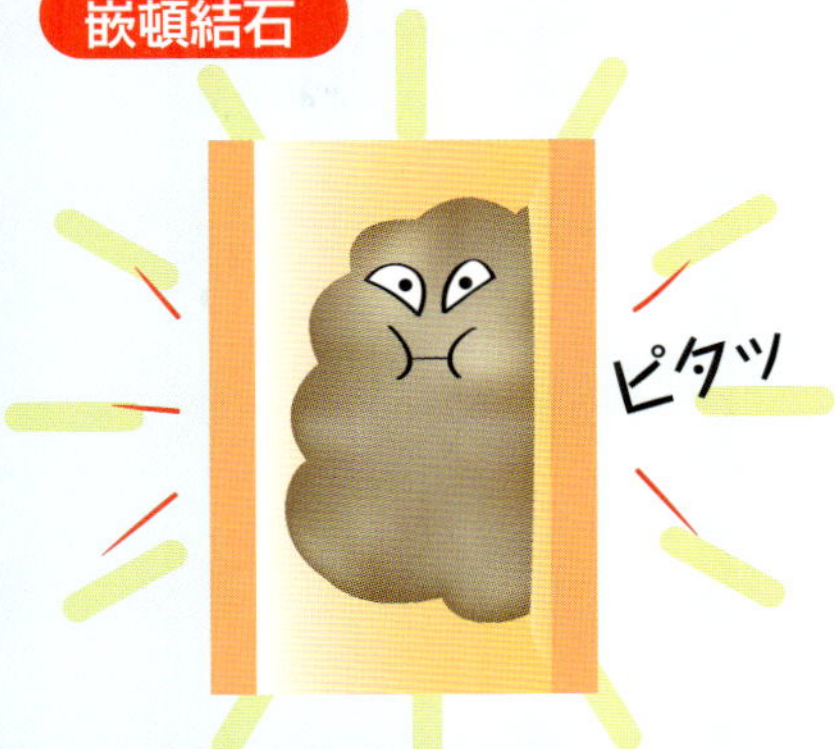

ピタッ

結石が同じ場所にとどまって尿管粘膜と癒着する

癒着により尿管の閉塞状態が続くと……

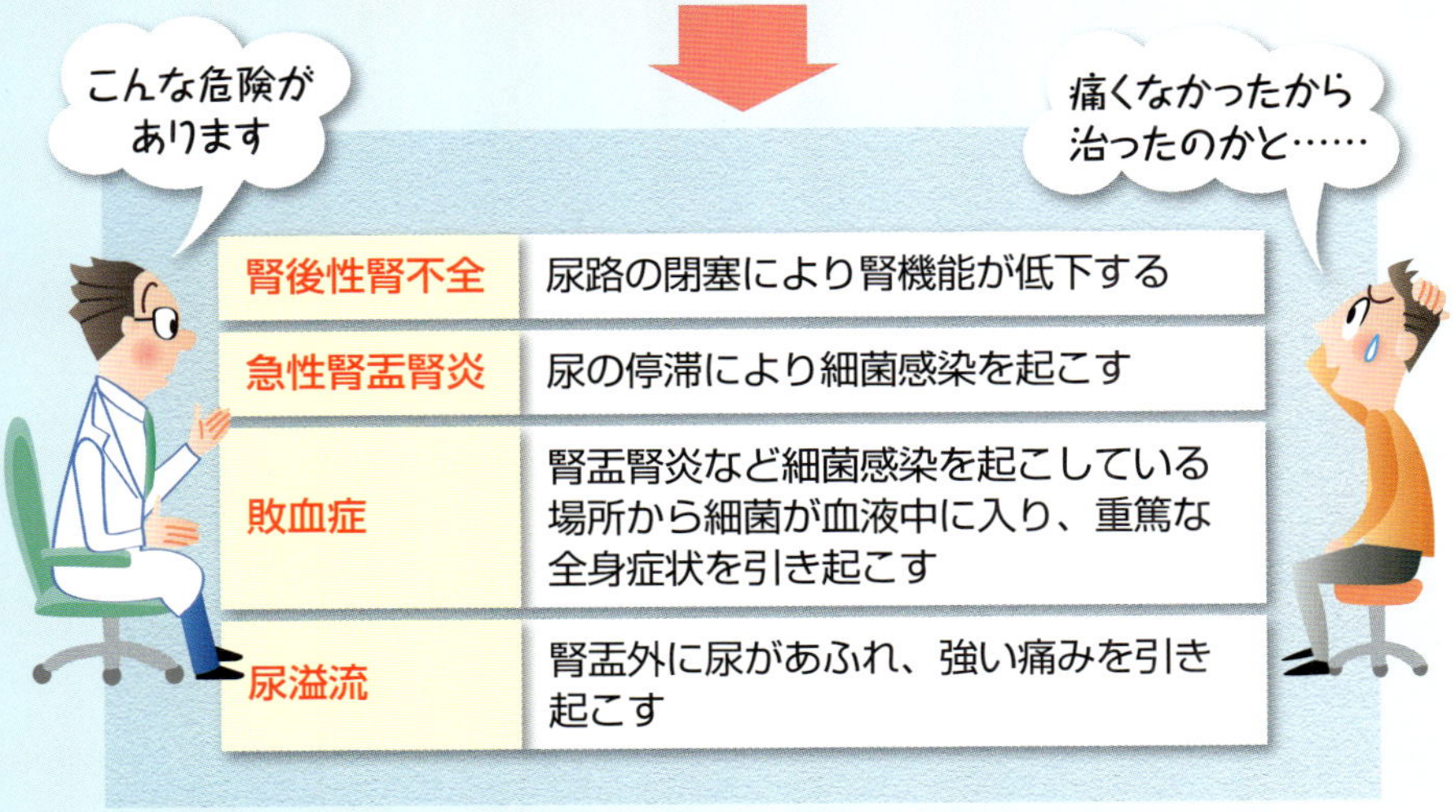

こんな危険が
あります
痛くなかったから
治ったのかと……

腎後性腎不全	尿路の閉塞により腎機能が低下する
急性腎盂腎炎	尿の停滞により細菌感染を起こす
敗血症	腎盂腎炎など細菌感染を起こしている場所から細菌が血液中に入り、重篤な全身症状を引き起こす
尿溢流	腎盂外に尿があふれ、強い痛みを引き起こす

痛みが軽快したからといって放置すると、命にかかわることも!!

膀胱結石

下部尿路結石のほとんどが膀胱結石で、高齢の男性に多くみられます。膀胱結石は、腎結石が押し流されて膀胱まで落ちてきたものと、膀胱内で新たにつくられるものとがあります。

前者の場合は、尿道は尿管より広いので、たいていは尿に混じって自然に排泄されます。後者の膀胱結石は、膀胱内に尿が滞留し、尿の成分が結晶化して沈殿することから起こります。その原因となるのは前立腺肥大症や尿路感染症、尿道狭窄、膀胱憩室、神経因性膀胱などの泌尿器疾患です。また、膀胱内に異物が入り、それを核として結石が形成されることもあります。

症状としては、頻尿や排尿困難、排尿痛、血尿、膿尿、下腹部の不快感などがみられます。二段排尿といって、排尿の途中で尿がとぎれることもあります。

成分的にはリン酸マグネシウムアンモニウム結石が多く、尿酸結石もみられます。

尿道結石

膀胱結石が下降して尿道にとどまったものです。尿道の長い男性にみられますが、まれです。尿道狭窄や尿道憩室などの疾患によって起こることもあります。

結石が尿道をふさぐため、強い排尿痛や排尿困難、肉眼でわかる血尿がみられます。完全に詰まると、尿閉といって尿が全く出なくなることもあります。この場合は緊急処置が必要です。結石が尿道の先端にあるときは、尿が分かれて出たり、異物として触れることもあります。

成分的には膀胱結石と同じで、大半はリン酸マグネシウムアンモニウム結石です。

下部尿路結石の原因となる疾患

膀胱結石や尿道結石の原因となる疾患には、次のようなものがある。尿路結石の治療とともに、これらの病気の治療も合わせて行うことが大切

前立腺肥大症

加齢とともに前立腺が肥大するもの。尿道が圧迫され排尿困難が起こる

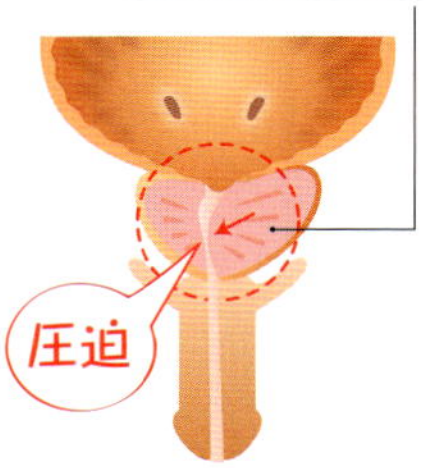

尿路感染症

細菌に感染して尿路に炎症が起こるもの。感染した部位によって、尿道炎、膀胱炎、腎盂腎炎などに分けられる

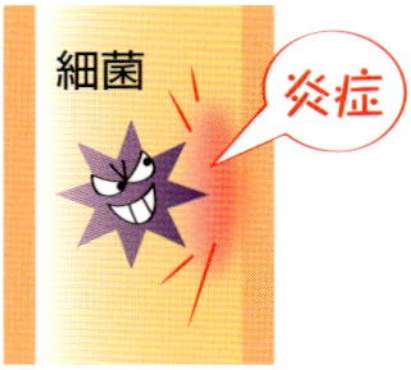

膀胱憩室

尿の通過障害などによって、膀胱の一部が外に向かって袋状に飛び出したもの。そこに尿がたまるため、細菌が繁殖しやすくなり、膀胱炎や膀胱結石を引き起こしがち

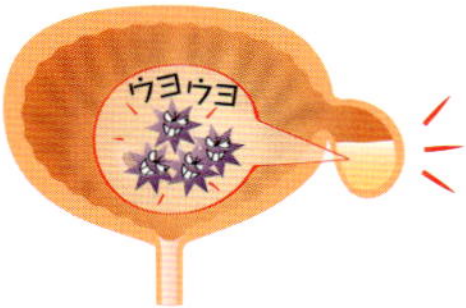

神経因性膀胱

排尿にかかわる神経にトラブルがあり、スムーズに排尿できなくなるもの。主な症状として、排尿困難、頻尿、尿失禁などがある

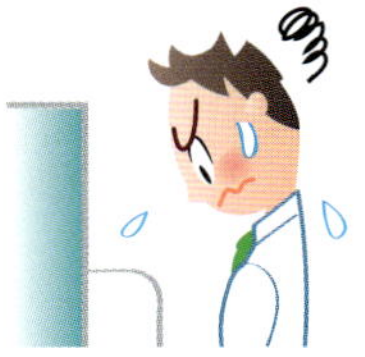

尿道狭窄

尿道が細くなり、尿が出にくくなるもの。男性にみられる。先天性のものと、尿道炎や尿道の外傷などによって起こるものがある

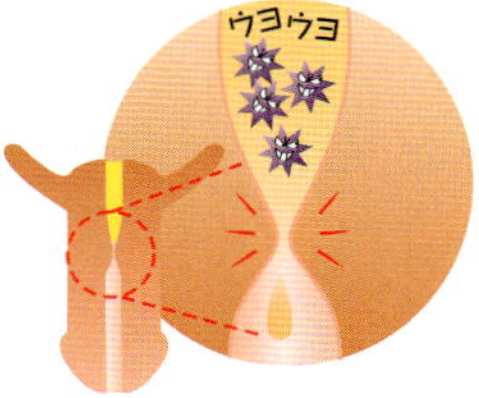

尿道憩室

膀胱憩室同様、尿の圧力によって壁の弱い部分が外に向かって袋状に飛び出したもの

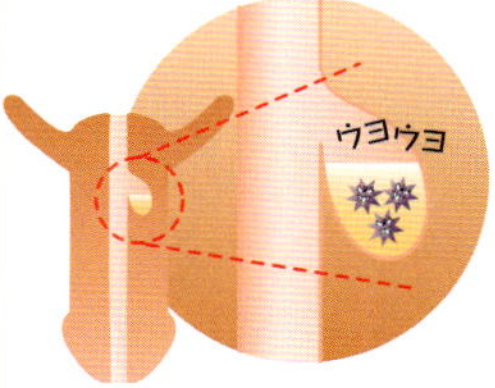

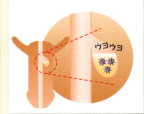

結石の種類による分類とその特徴

尿路結石は、尿に溶け込んでいる無機成分と数パーセントの有機成分（マトリックス）からできています。

マトリックスはたんぱく質で、結石の形成に必須と考えられていますが、どのような役割を果たしているのか、まだはっきりわかっていません。

尿路結石は、前述のできた部位による分類のほか、その成分によっても分類できます。主な種類として、カルシウム結石、リン酸マグネシウムアンモニウム結石、尿酸結石、シスチン結石などがあります。

もっともよくみられるのはカルシウム結石で、全体の約80％を占めています。次いでリン酸マグネシウムアンモニウム結石の約7％、尿酸結石の約5％、シスチン結石の約1％となっています。成分によって、形や色、硬さ、できるメカニズム、発症原因などが異なります。

では、それぞれの結石の特徴を見ていきましょう。

カルシウム結石

カルシウム結石は、さらにシュウ酸カルシウム結石とリン酸カルシウム結石とに分けられます。両者の混合結石が多いのですが、ほとんどはシュウ酸カルシウムを主成分としています。

シュウ酸カルシウム結石は、黄褐色あるいは黒褐色をしており、硬くてコンペイトウのように表面がギザギザしています。そのため、尿管にひっかかりやすく排出されにくいので、結石が成長してしまう

カルシウム結石の特徴

上部尿路結石成分の年代別変化

上部尿路結石		1965〜1977年	1978〜1987年	1995年	2005年
●カルシウム結石（%）	男性	83.7	84.5	86.1	92.1
	女性	71.3	75.0	82.5	90.3
●感染結石（%）	男性	7.5	5.2	2.7	1.4
	女性	23.3	18.3	10.5	5.1
●尿酸（%）	男性	4.6	5.7	5.6	5.5
	女性	1.4	1.4	2.7	2.2
●シスチン（%）	男性	1.6	1.0	1.4	0.7
	女性	1.1	1.1	1.9	1.6
●その他（%）	男性	2.6	3.6	4.2	0.3
	女性	2.9	4.2	2.4	0.7
●症例数（n）	男性	9,041	46,441	2,344	6,502
	女性	4,085	17,441	775	2,376

『尿路結石症診療ガイドライン　第２版』より

カルシウム結石は増加傾向にある

その特徴は

- ●粘膜にひっかかりやすく排出されにくい
- ●硬い
- ●コンペイトウのように表面がギザギザしている
- ●単純X線写真によく写る
- ●色

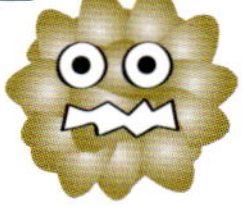

〈シュウ酸カルシウム〉
黄褐色、黒褐色

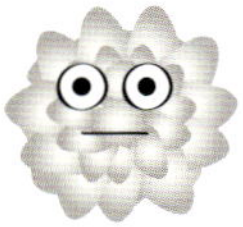

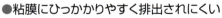

〈リン酸カルシウム〉
白っぽい

おもな原因

- ●アンバランスな食生活
- ●肥満
- ●代謝異常やホルモンの異常によって起こることも

のです。上部尿路結石の大半が、このシュウ酸カルシウム結石です。

発症原因についてはまだはっきりとは解明されていませんが、戦後急激に増え、今も増加傾向にあることから、動物性食品の過剰摂取やシュウ酸の過剰摂取、カルシウム不足など、食生活の偏りが最大の要因と考えられています。原発性副甲状腺機能亢進症や腎尿細管性アシドーシスなどの疾患、薬剤によって起こることもあります。

一方、リン酸カルシウム結石はシュウ酸カルシウムとの混合がほとんどで、シュウ酸カルシウム結石同様、硬くてギザギザしています。尿がアルカリ性になったときにできやすくなります。

●リン酸マグネシウムアンモニウム結石

別名「感染結石」ともいわれ、尿素分解菌の感染によってつくられます。

主な尿素分解菌には、プロテウス菌や緑膿菌、セラチアなどがあり、これらの菌が産生する尿素分解酵素が尿中の尿素を分解して、アンモニアと二酸化炭素を生成します。

このアンモニアが尿をアルカリ性にするため、アルカリ性の水に溶けにくいリン酸マグネシウムアンモニウムが結晶化し結石ができやすくなるのです。

いったん結石ができると、その周りに細菌が増殖し、増えた細菌がさらに結石を大きくするという悪循環に陥ります。そのため、急激に成長して、腎盂・腎杯に大きなサンゴ状結石をつくることもあります。

もろくて割れやすい性質があり、色としては白色、黄褐色などがみられます。

リン酸マグネシウムアンモニウム結石の特徴

下部尿路結石成分の年代別変化

上部尿路結石		1965〜1977年	1978〜1987年	1995年	2005年
●カルシウム結石（%）	男性	50.7	55.0	58.8	72
	女性	42.7	41.7	42.9	43.8
●感染結石（%）	男性	26.2	20.4	14.2	10.1
	女性	39.8	44.8	54.3	49.2
●尿酸（%）	男性	11.3	13.9	20.0	13.8
	女性	2.1	2.9	0.0	3.8
●シスチン（%）	男性	1.4	0.7	0.7	0.3
	女性	1.7	0.7	0.0	0
●その他（%）	男性	10.4	10.0	6.2	3.8
	女性	13.7	9.9	2.8	2.3
●症例数（n）	男性	1,243	5,119	155	574
	女性	239	948	35	130

『尿路結石症診療ガイドライン　第2版』より

感染結石（リン酸マグネシウムアンモニウム結石）は減少している

その特徴は

- ●もろくて割れやすい
- ●急激に大きくなりサンゴ状結石をつくりやすい

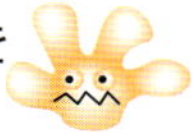

- ●尿道が短く尿路感染症にかかりやすい女性に多くみられる
- ●単純X線写真（KUB）によく写る
- ●色

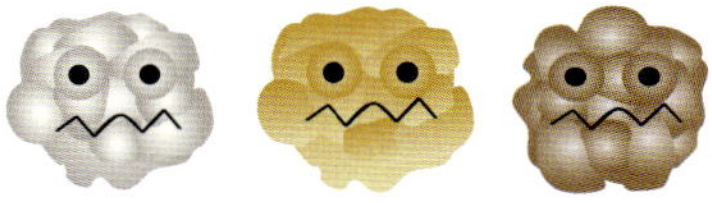

白、黄褐色、茶褐色など

おもな原因

- ●細菌感染
- ●長期間の寝たきり生活

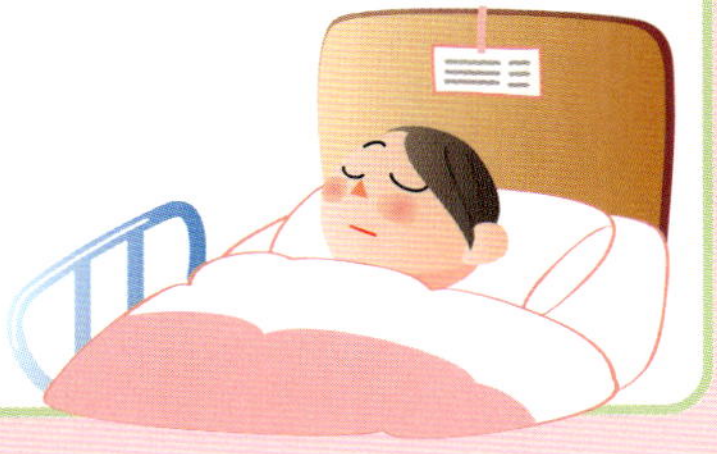

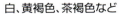

尿酸結石

尿中に含まれる尿酸が結晶化し、かたまったものです。下部尿路結石に多くみられます。尿酸は、「プリン体」と呼ばれる物質を代謝した後に生じる老廃物です。アルカリ性の水に溶けやすく、酸性には溶けにくいという性質があります。そのため、尿が酸性に傾いたときにできやすくなります。

高尿酸血症や高尿酸尿症などの代謝異常がある人や痛風の人は、尿酸結石にかかりやすいといえます。実際、痛風患者の22％に尿酸結石がみられ、尿中の尿酸排泄量が１１００㎎／日以上の人では、約50％が尿酸結石を合併しているという報告もあります。

ただし、純粋な尿酸結石は約１／３で、残りの２／３はカルシウム結石との混合結石となっています。尿酸の結晶はカルシウム結石の核となるので、カルシウム結石もできやすくなるのです。

結石の色は黄白色で、丸みがあり表面がツルツルしています。硬くて破砕しにくいですが、アルカリ性の水で溶かせます。40～50代の男性に多く、女性にはあまりみられません。

シスチン結石

シスチン尿症（38ページ）という遺伝性の病気によって起こります。シスチン尿症では、シスチン、リジン、オルニチン、アルギニンなどのアミノ酸が、尿細管から再吸収されずに尿中に大量に排泄されてしまいます。このうち、水に溶けにくいシスチンが結晶化し、結石を形成します。シスチン尿症の頻度は約1万8千人に1人です。シスチン結石は淡い黄色あるいは黄褐色で光沢があり、硬く粉砕しにくいという特徴があります。サンゴ状結石を形成することもあります。

尿酸結石とシスチン結石の特徴

尿酸結石

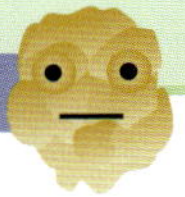

●アルカリ性の水に溶け、酸性の水に溶けにくい
●色は黄褐色、茶褐色など
●カルシウム結石の核となる
●壮年男性に多く、女性は少ない
●単純X線写真（KUB）に写らない

おもな原因

●尿の酸性化
●高尿酸血症
●アンバランスな食生活
●肥満

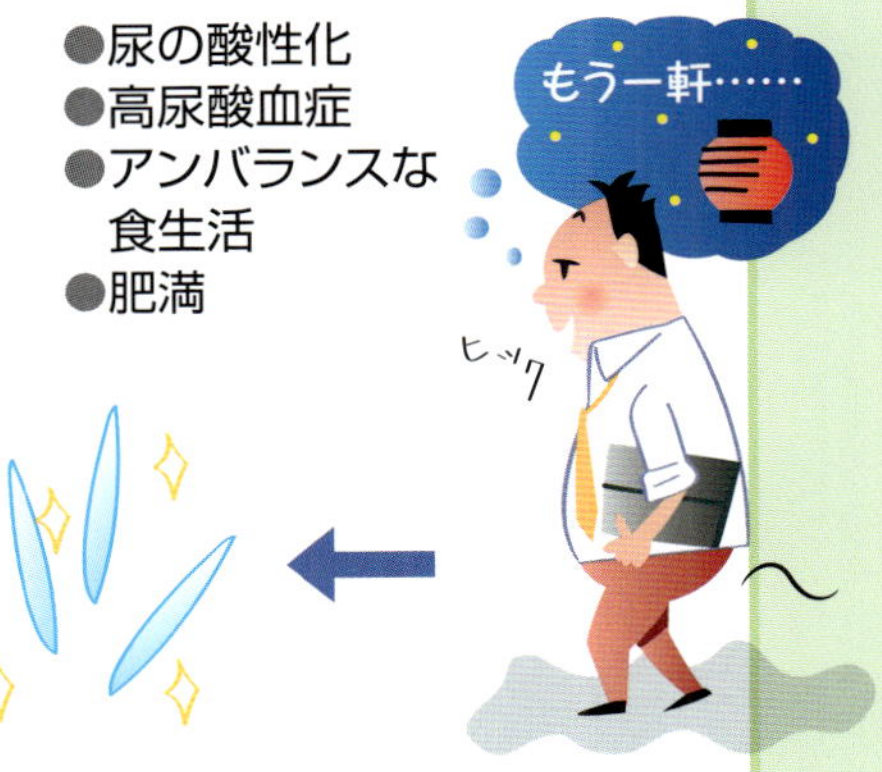

シスチン結石

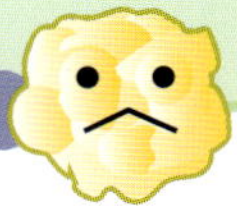

●遺伝性があり若くして発症する
●色は淡い黄色、飴色など
●硬くて割れにくい
●サンゴ状結石をつくりやすい
●単純X線写真（KUB）に写りにくい

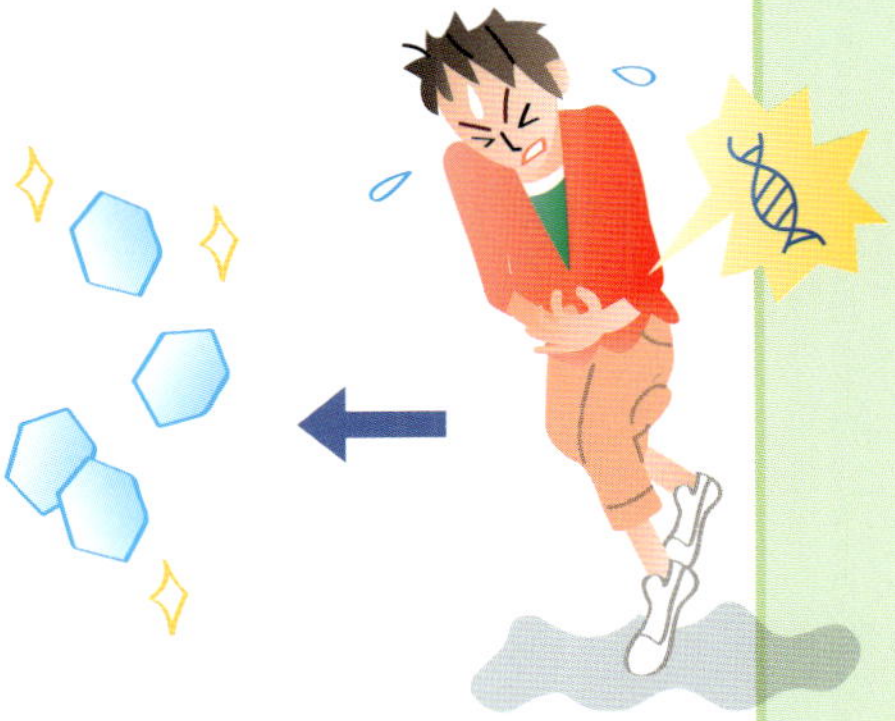

おもな原因

●シスチン尿症

尿路結石とまちがえやすい病気と症状

腹痛や血尿は危険のサイン

尿路結石の主な症状は腹痛と血尿です。しかし、他の病気でもこのような症状はしばしばみられるので、まちがえてしまうことがあります。

たとえば、急性膵炎《すいえん》や急性虫垂炎《ちゅうすいえん》、大腸憩室炎、胆のう炎、胆石症など、「急性腹症」と呼ばれるものでは、突然、激しい腹痛が起こります。急性腹症は、このような腹痛を示す病気の総称です。また、血尿を起こす病気には、膀胱炎《ぼうこうえん》や腎盂腎炎《じんうじんえん》などがあります。

異変を感じたら、放置しないですぐに受診しましょう。通常は検査を行い、まず結石の有無を確認しますが、鑑別が難しいケースもあります。

特に尿路結石とまちがえやすい疾患には、次のようなものがあります。

急性膵炎

自ら分泌する消化酵素で膵臓そのものが消化されてしまい、炎症を起こすものです。重度の場合は全身に炎症が広がり、多臓器不全によって死に至ることもあります。みぞおちから左わき腹上部にかけて激しく痛みます。背中まで痛みが広がったり、吐き気や嘔吐、発熱を伴うこともあります。

主な原因は、アルコールの過剰摂取です。胆石が、膵管と胆管との合流地点に詰まって起こることもあります。重症度によって治療は異なりますが、基本的には絶飲絶食によって膵臓の安静を図り、点滴

急性腹症とは？

急激に激しい腹痛が起こるものの総称。緊急手術が必要になることが多い

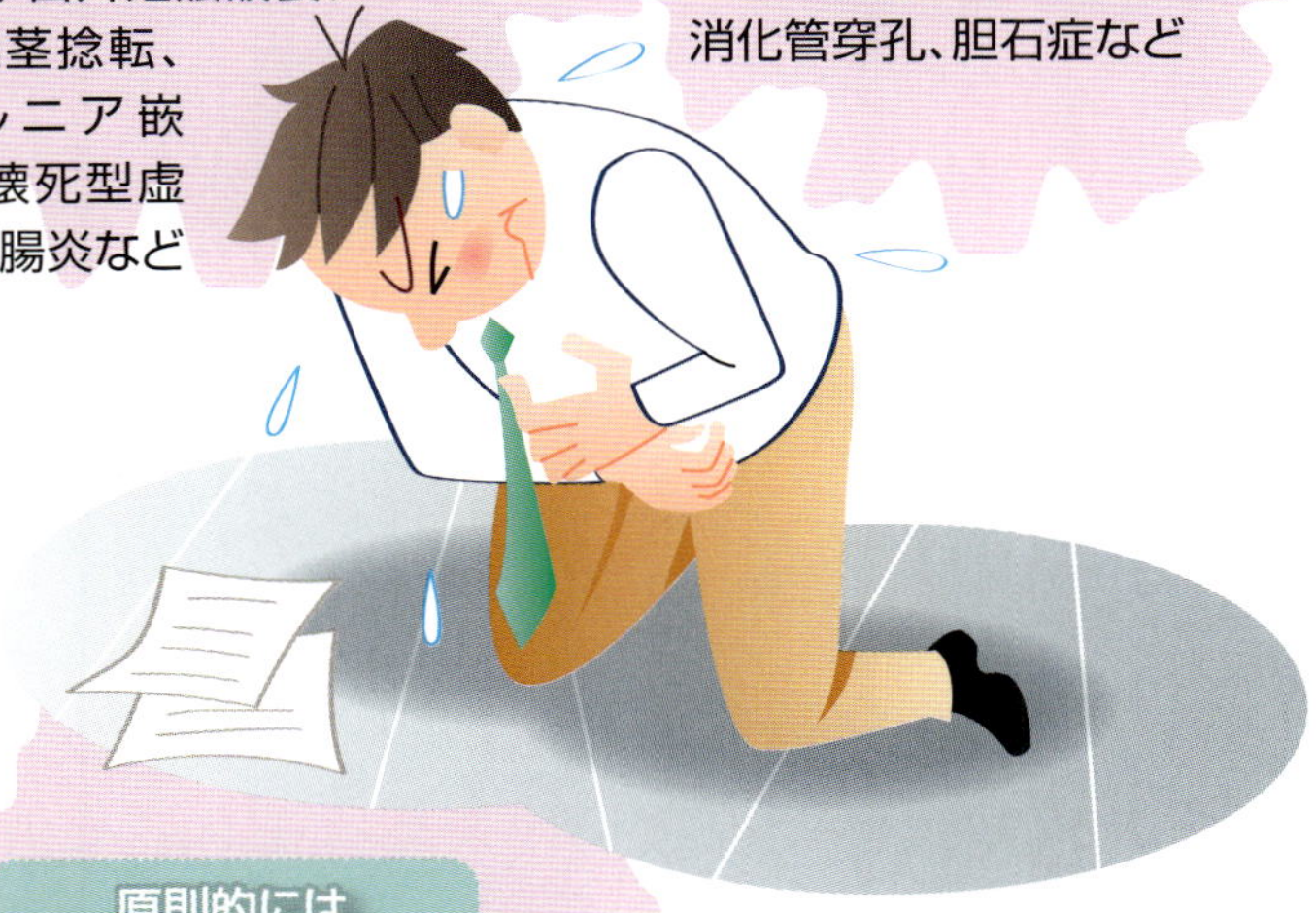

基本的には緊急手術が必要な病気

消化管穿孔、虫垂穿孔、胆のう穿孔、汎発性腹膜炎、複雑性イレウス（腸閉塞）、大動脈解離・大動脈瘤破裂、子宮外妊娠破裂、卵巣茎捻転、ヘルニア嵌頓、壊死型虚血性腸炎など

重症の場合は緊急手術が必要な病気

急性虫垂炎、急性胆のう炎、急性膵炎、単純性イレウス（腸閉塞）、被覆性消化管穿孔、胆石症など

原則的には保存治療を行う病気

尿路結石、腎盂腎炎、急性胃腸炎、穿孔を伴わない消化管潰瘍、帯状疱疹など

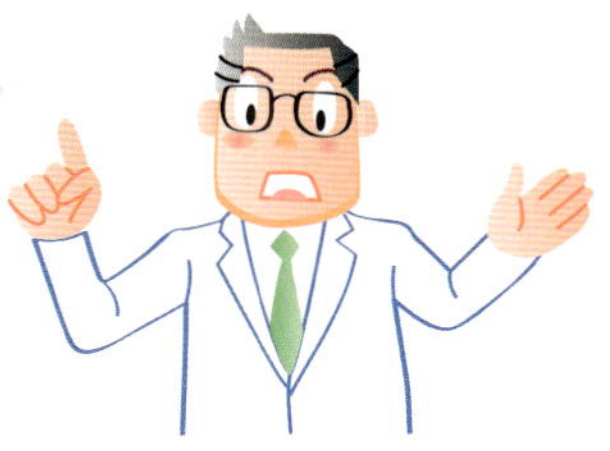

などで水分を補給します。50代の男性に多くみられます。

急性虫垂炎

腸の一部である虫垂《ちゅうすい》が、なんらかの原因で細菌に感染して炎症を起こすものです。かつては「盲腸炎《もうちょうえん》」と呼ばれていました。通常は、みぞおちあたりが突然痛くなり、しだいに痛みが右下腹部へと移っていきます。嘔吐や発熱も伴います。炎症が進行して虫垂に穴が開くと、腹膜炎を起こすこともあります。

急性虫垂炎が疑われるときは開腹手術を行い、虫垂を切除します。腹腔鏡《ふくくうきょう》下で切除することもあります。軽度の場合は抗生剤を投与し、経過を観察します。

胆石症

肝臓でつくられた胆汁は胆管を通って十二指腸に放出されます。この胆汁がなんらかの原因で固まって、胆のうや胆管に結石ができるものです。無症状の場合もありますが、みぞおちや右わき腹、背中などが激しく痛んだり、嘔吐や発熱を伴うこともあります。治療としては、胆のうを摘出したり、ESWL（体外衝撃波胆石破砕術）によって胆石を砕いて除去します。

急性腹膜炎

急性虫垂炎、大腸憩室炎や急性膵炎、急性胆のう炎、胃潰瘍、外傷などによって腹膜に炎症が起こるものです。炎症が全体に広がったものを「汎発性《はんぱつせい》腹膜炎」、一部にとどまっているものを「限局性腹膜炎」といいます。急激に腹痛が起こり、吐き気や嘔吐、発熱、頻脈などがみられます。重症になるとショック状態に陥るので、緊急手術が必要になることがほとんどです。

尿路結石とまちがえやすい病気

泌尿器科疾患

尿管狭窄、腎盂尿管移行部狭窄、腎腫瘍、腎盂尿管腫瘍、腎膿瘍、腎盂腎炎、尿路結核、腎梗塞、膀胱炎･精巣炎

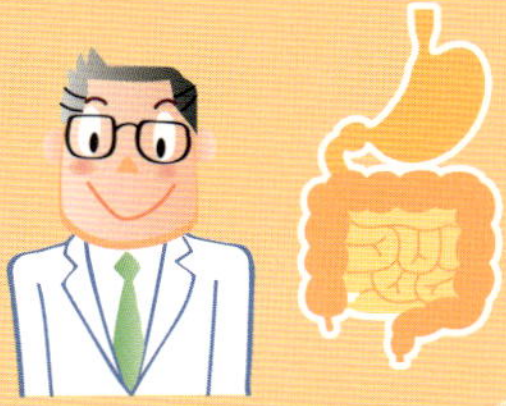

消化器疾患

胆のう炎、胆石症、膵炎、膵がん、肝膿瘍、急性虫垂炎、消化管潰瘍、消化管穿孔、大腸憩室炎、腸閉塞、腸間膜動脈閉塞症、大動脈解離

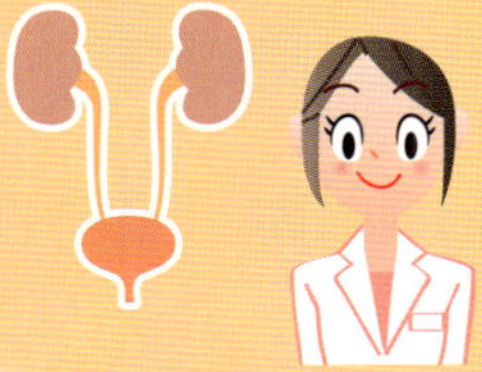

婦人科疾患

子宮内膜症、子宮外妊娠、卵巣茎捻転

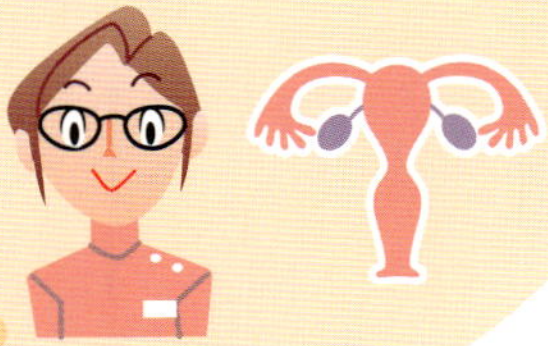

整形外科疾患

椎間板ヘルニア、腰椎圧迫骨折

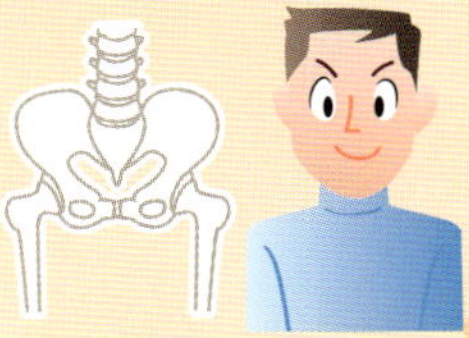

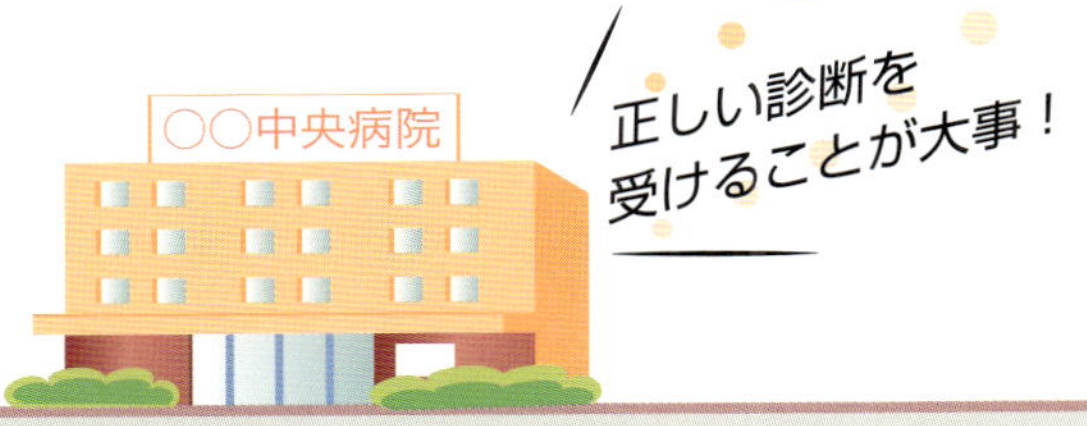

尿路結石で緊急処置が必要になる場合

まれに命にかかわることも

尿路結石は激しい痛みが起こるものの、通常は命にかかわることはありません。ですから、緊急処置が必要になることはまれですが、次のようなケースでは迅速に適切な処置を行います。

●敗血症《はいけっしょう》

結石が尿路に詰まると尿が滞留し、腎臓が腫れて水腎症という状態になります。細菌感染も起こりやすく、腎臓全体に感染が広がると、膿《うみ》が充満して膿腎症《のうじんしょう》になってしまいます。その結果、敗血症を引き起こすことがあります。特に、糖尿病の人やステロイド剤を使っている人、高齢で免疫力が低下している人などは注意が必要です。

敗血症とは、細菌が血液中に入り、全身に炎症が広がってさまざまな臓器に障害が起こるものです。主な症状は、悪寒や震えを伴う発熱です。ときには、ショック状態に陥ることもあります。治療が遅れると命にかかわりますので、抗菌薬を投与し、改善がみられないときは滞留している尿や膿を排出させるための緊急処置を行います。主な方法としては、ダブルJステントの留置や経皮的腎瘻《じんろう》造設術などがあります。

前者は、尿道から尿管カテーテルを挿入して、一時的に腎臓から膀胱までのバイパスをつくります。後者は、腰から腎臓に向けてカテーテルを挿入し、直接尿や膿を体外に出します。

「敗血症」予防のおもな治療方法

敗血症とは、細菌が血液中に入り、全身に炎症が広がってさまざまな臓器に障害が起こるもの。治療が遅れると命にかかわる

1 ダブルJステントの留置

バイパスをつくって尿や膿を排出

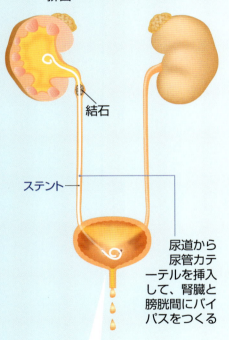

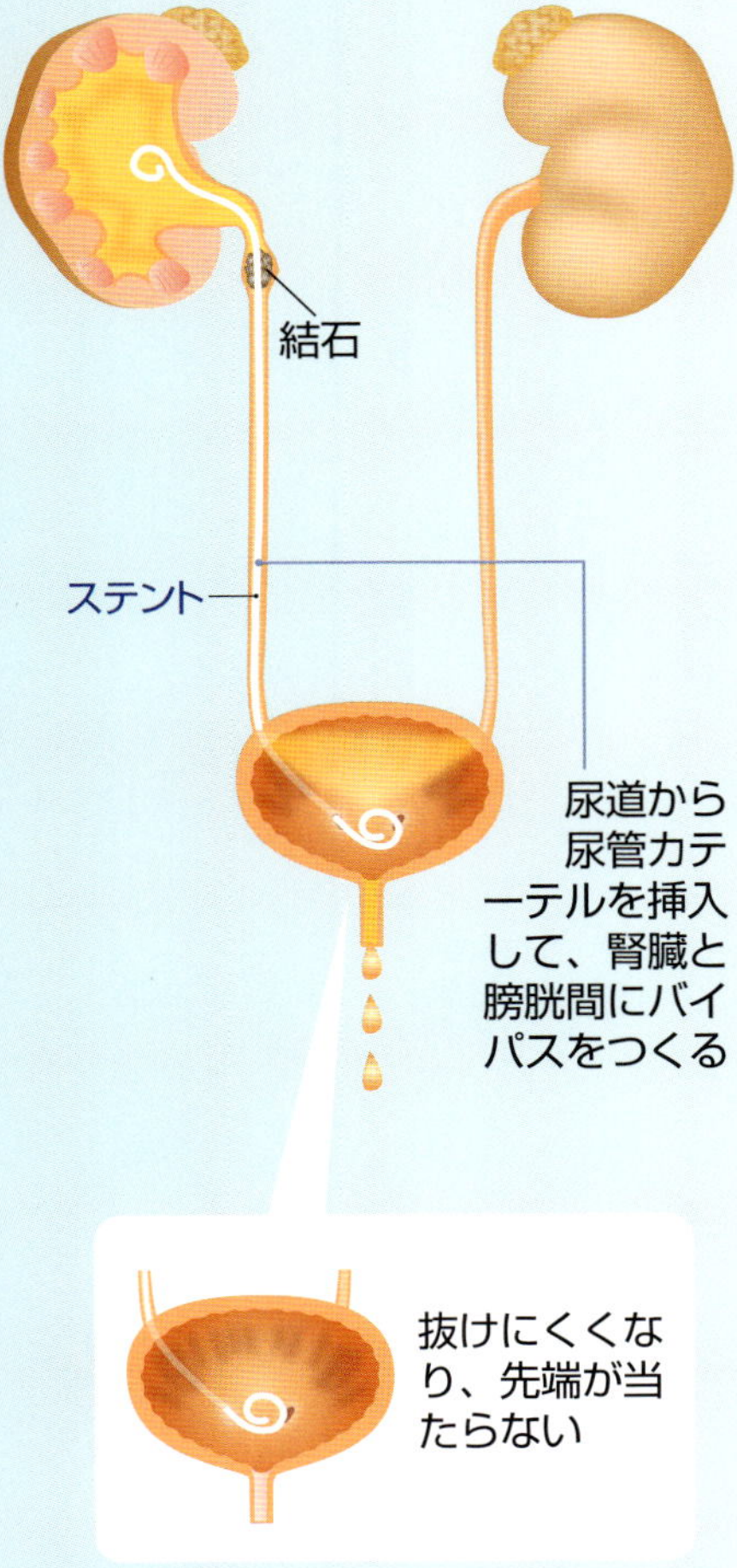

2 経皮的腎瘻《じんろう》造設術

直接体外に尿や膿を排出

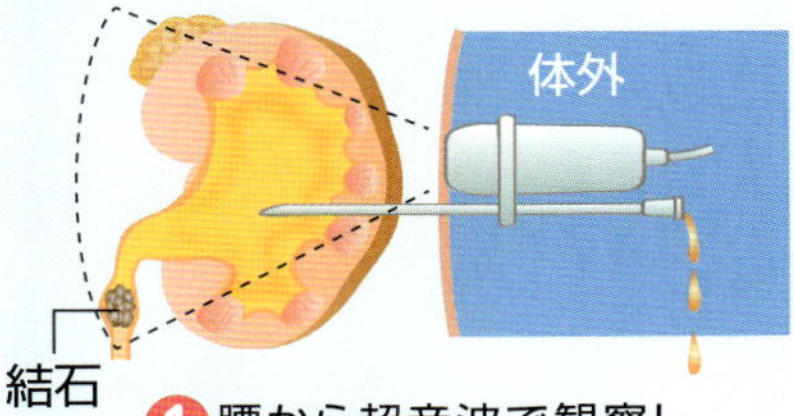

❶ 腰から超音波で観察しながら腎盂に針を刺す

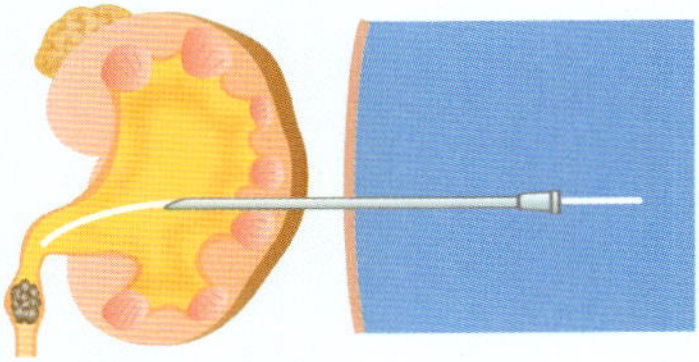

❷ ガイドワイヤーを挿入する

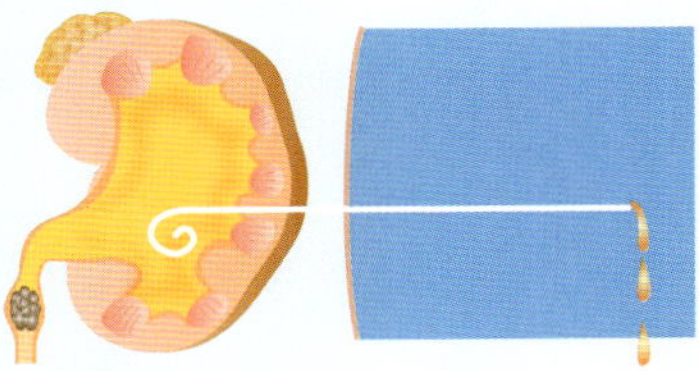

❸ カテーテルを挿入して留置する

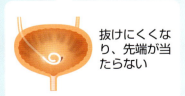

●腎後性腎不全《じんごせいじんふぜん》

結石によって尿路が閉塞し、急激に腎機能が低下するものです。両方の尿管に結石が詰まるケースと、腎臓が1つしかない単腎の場合に結石が詰まるケースがあり、いずれも尿の出が悪くなったり、まったく出なくなったりします。

この場合も、尿を出すために、前述のダブルJステントの留置や経皮的腎瘻造設術を行います。これらの処置によって腎機能の回復を図り、その後結石を除去します。

●尿路外への溢流《いつりゅう》

尿が尿路外にあふれてしまうものです。多くは尿管に結石が詰まることによって起こります。特に疼痛《とうつう》が激しく、背中を軽く叩かれただけでも、体が反り返るような強い痛みを感じます。あふれた尿は酸性に傾きやすく、これによって腹膜や筋膜などの組織が刺激されるため、痛みがいっそう強くなると考えられています。

CT検査を行うと、尿路外にあふれていれば、すぐに診断がつきます。保存的療法をとることもありますが、一般には、前述の2つの方法による緊急処置を行います。

●尿閉《にょうへい》

尿道に結石が詰まって、突然の尿閉が起こることがあります。この場合は、膀胱瘻《ぼうこうろう》といって、腹壁から直接膀胱にカテーテルを挿入して排尿させる処置を行います。その後、結石をいったん膀胱内に押し戻し、破砕して取り除きます。

緊急処置を要するときの検査と対処法

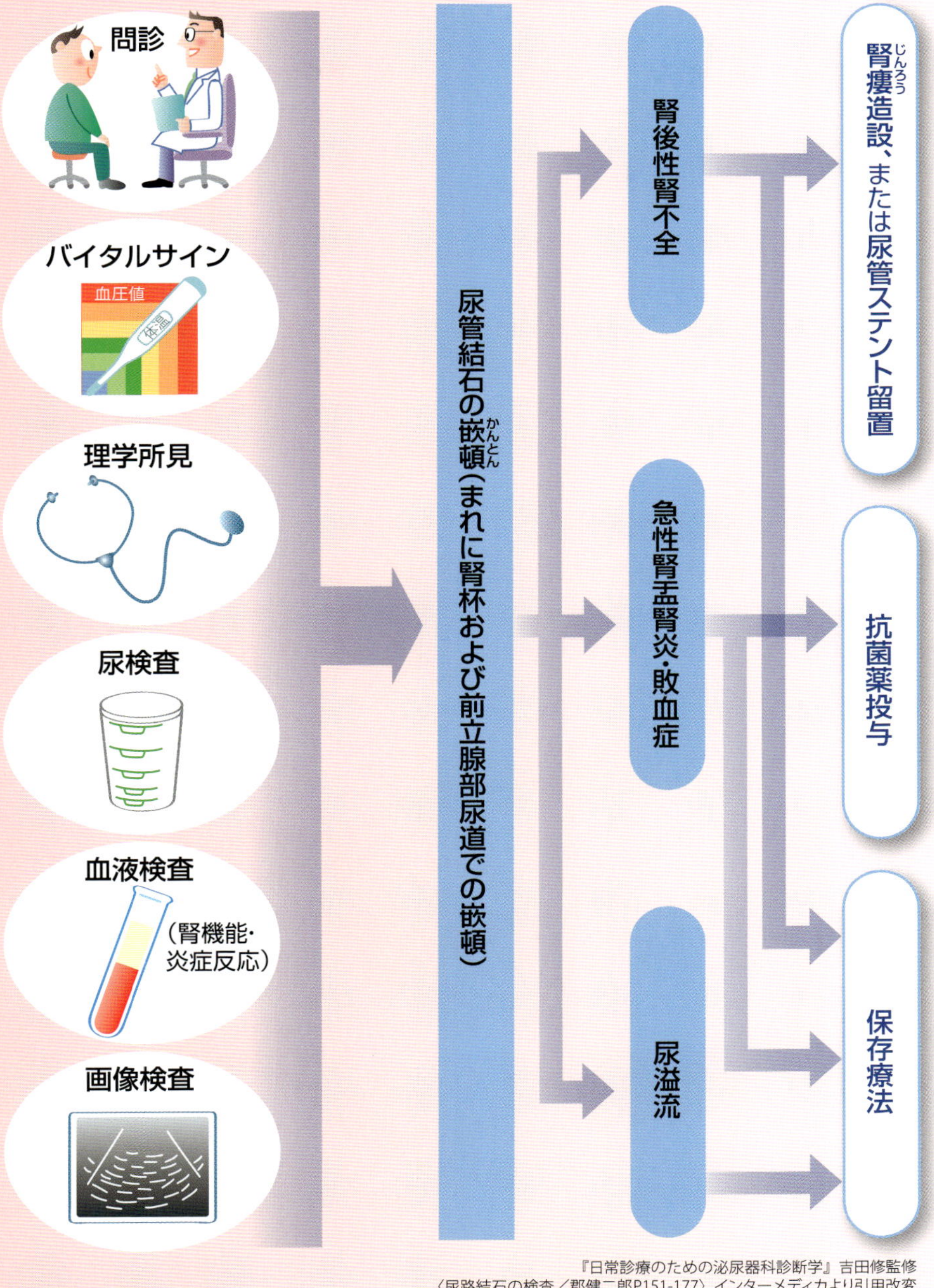

『日常診療のための泌尿器科診断学』吉田修監修
〈尿路結石の検査／郡健二郎P151-177〉インターメディカより引用改変

column

体のあちこちにできる結石

人間の体には、結石ができやすいといえます。尿路結石のほか、よく知られているものに胆石があります。胆石と尿路結石はできる場所が違うだけで、同じ石だと思っている方がいますが、実は成分はまったく異なります。

尿路結石の多くがシュウ酸カルシウム結石であるのに対し、胆石の８割はコレステロールが結晶化してかたまったコレステロール結石、あとの２割はビリルビン結石です。

ビリルビンとは、赤血球が死んでヘモグロビンが分解されたときにできる物質で、通常は胆汁《たんじゅう》の黄色い色素成分となり､便として体外に排出されます。ところが、胆道の細菌感染などによって、カルシウムなどと結合して結晶化することがあります。これが成長してビルビリン結石となります。

また、膵臓にも結石ができることがあり、慢性膵炎の患者さんに多くみられます。この膵石の主成分は炭酸カルシウムです。唾液を分泌する唾液腺の中にできる唾石《だせき》も、主成分は炭酸カルシウムです。このほか、前立腺にできる前立腺結石もあります。

このように、結石は体のあちこちにできますが、形成のメカニズムや成分はそれぞれ異なります。ですから、尿路結石があるから、その他の結石もできやすいというわけではありません。

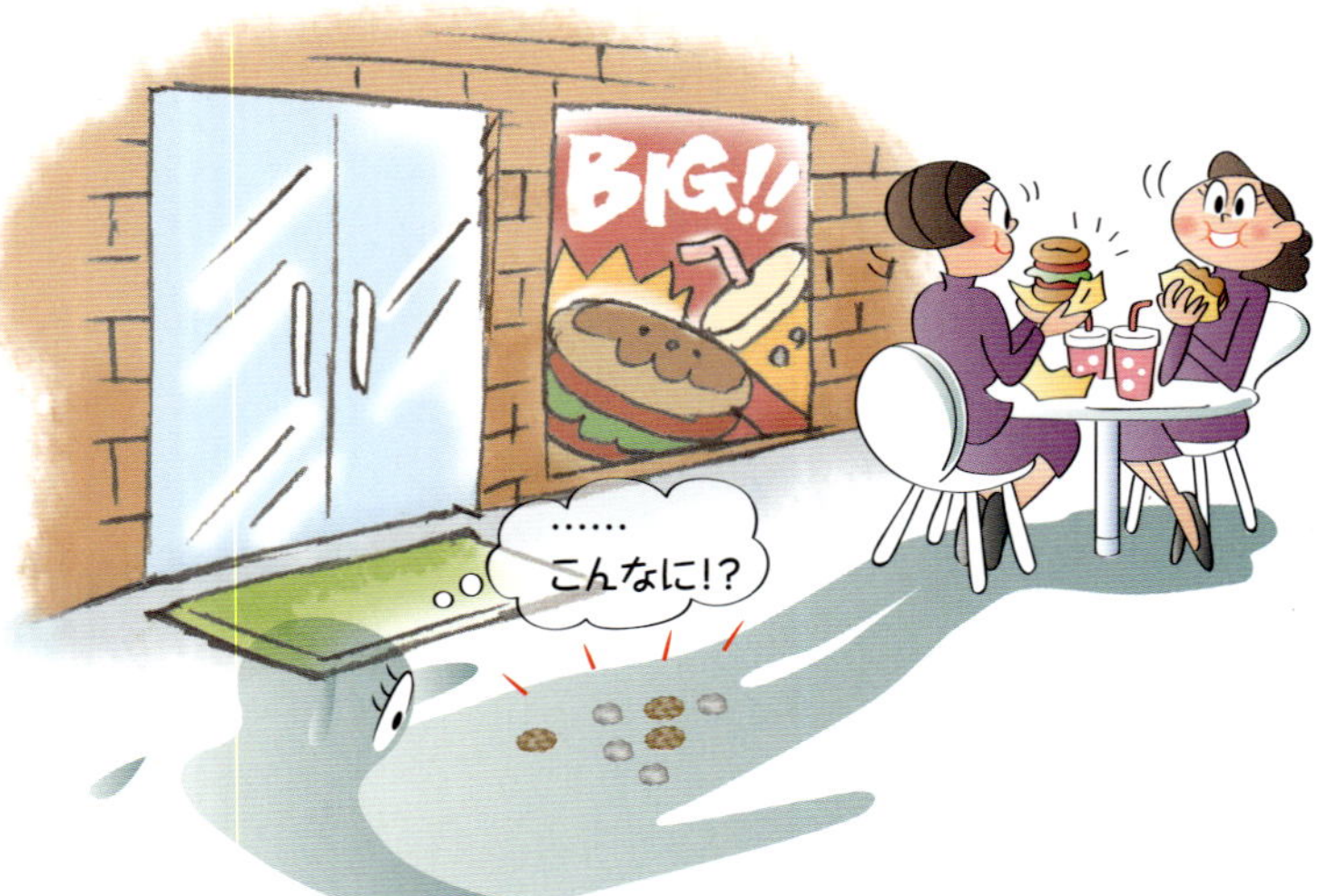

第３章

The third chapter

どのようにして治療するのか

尿路結石と診断されたなら、あとは病気と向き合い、治療に専念するだけです。尿路結石は結石さえ体外に出てしまえば、症状はウソのようになくなります。自分に合った治療法を理解し、主治医と相談しながら、前向きに治療に取り組んでいきましょう。

診断と治療方針

主な治療法

結石の大きさや種類、場所、腎機能障害の有無、尿の通過障害の有無などによって、治療法は異なります。大きく「保存的療法」と「侵襲的療法《しんしゅうてき》」に分けられます。

保存的療法

保存的療法とは、結石が尿とともに自然に排泄されるように促すものです。石が小さく、尿の通過障害や腎機能の低下がないときに選択されます。

保存的療法には自然排石促進法と薬物療法があり、両者を併用することもあります。前者は水分の多量摂取により、自然な排石を促すものです。後者は薬物によって結石を溶かして排泄を促します。薬物療法は、尿をアルカリ性にすると溶ける性質がある、尿酸結石やシスチン結石などに適用されます。尿路結石の大半を占めるカルシウム結石には、効果は望めません。

自然排石促進法は、患者の身体への負担が少ないのが最大のメリットで、約8割の結石はこの方法で取り除けると考えられます。ただし、排石されるまで数ヵ月かかることもあり、出るのを待っている間に合併症が起こるリスクもあります。よくみられるのは、疝痛発作や尿路感染症、水腎症などです。

こんな兆候が見られるときや数ヵ月待っても排石されないとき、薬物を使っても十分に溶けないときなどは、侵襲的療法に切り替えます。

尿路結石症の治療指針

尿路結石症のフローチャート

（対象:成人の初回･単発･放射線不透過性結石）

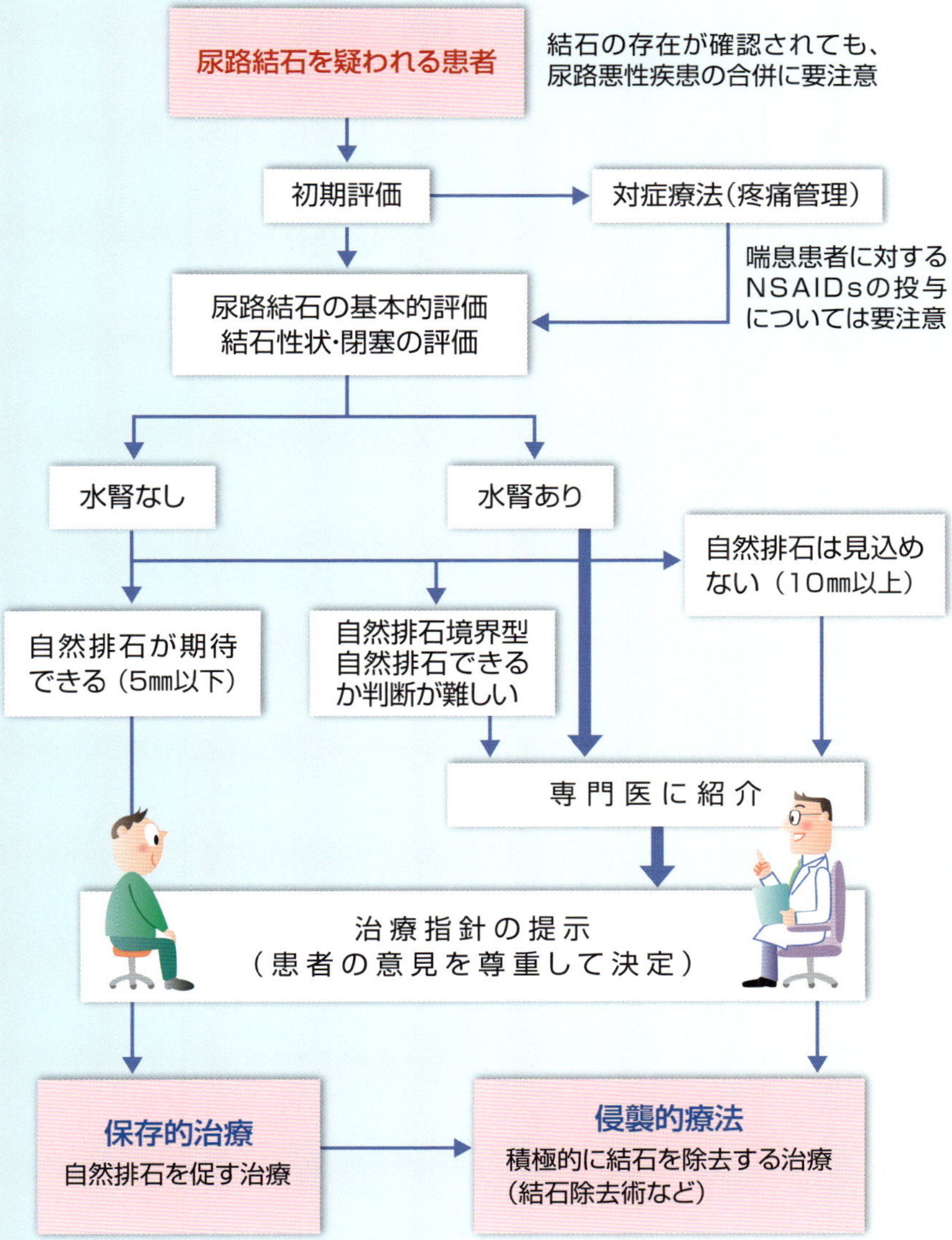

『尿路結石症診療ガイドライン』より

侵襲的療法

侵襲的療法とは積極的に結石を除去する治療法です。結石の大きさが1センチ以上で自然排石が期待できないときや合併症があるとき、尿の通過障害があるとき、腎機能が低下しているときなどに選択されます。

かつては侵襲的療法というと開腹手術しかありませんでしたが、この二十数年の間に尿路結石の治療法は飛躍的な進歩を遂げました。今は開腹手術をすることはほとんどなく、結石を砕いて取り出す破石治療が中心となっています。

破石治療には、ESWL（体外衝撃波結石破砕術）と内視鏡治療があります。内視鏡治療はさらに、TUL（経尿道的結石破砕術）とPNL（経皮的結石破砕術）とに分けられます。

ESWLは、体の外から衝撃波をあてて結石を砕き、尿とともに排泄させるものです。1980年にドイツで実用化され、またたくまに普及しました。日本でも1988年に保険が適用になり、もっとも多く利用されています。開腹手術のように、体や腎臓、尿管などを傷つけなくてすみ、患者さんの体のダメージを最小限に抑えられます。

また、TUL、PNLは、いずれも内視鏡を挿入して、超音波やレーザー、圧搾《あっさく》空気などで、結石を砕いて取り除くものです。

これらの方法を単独で、あるいは組み合わせて行うことによって、開腹しなくても尿路結石はほぼ除去できるようになりました。

おもな治療法

保存的療法

自然排石促進法

水分の多量摂取によって結石の自然な排泄を促す

薬物療法

薬物によって結石を溶かして排泄させる

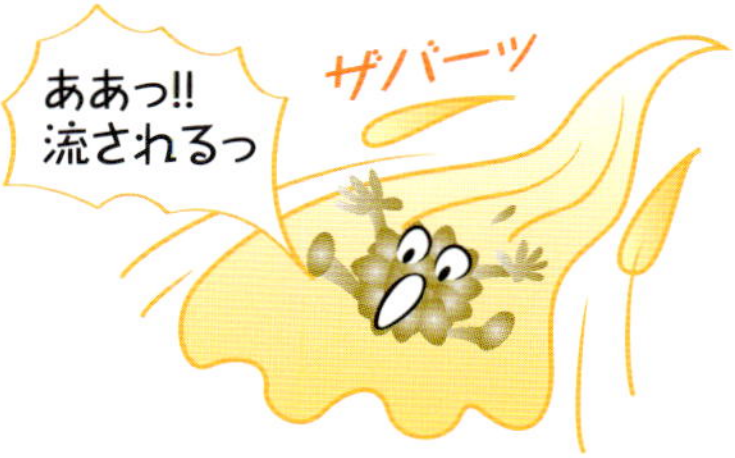
ああっ!!
流されるっ
ザバーッ

侵襲的療法

TUL（経尿道的結石破砕術）
PNL（経皮的結石破砕術）

内視鏡を挿入して、超音波やレーザーで結石を砕いて排泄させる

ESWL（体外衝撃波結石破砕術）

体の外から衝撃波をあてて結石を砕いて排泄させる

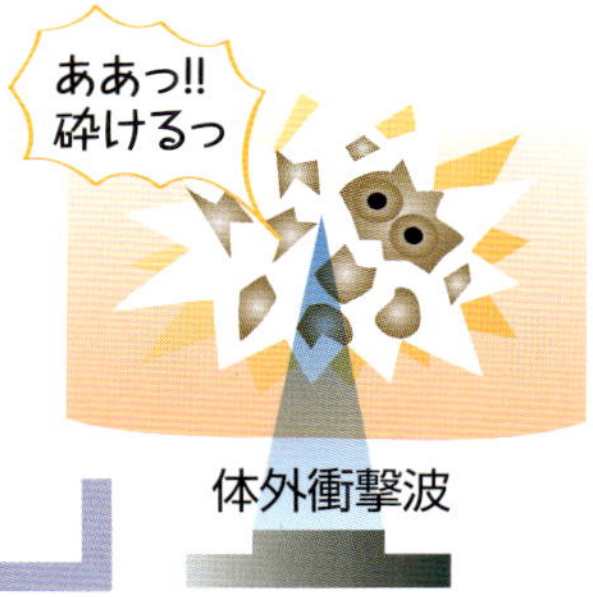
ああっ!!
砕けるっ
体外衝撃波

上部尿路結石の侵襲的治療の変化

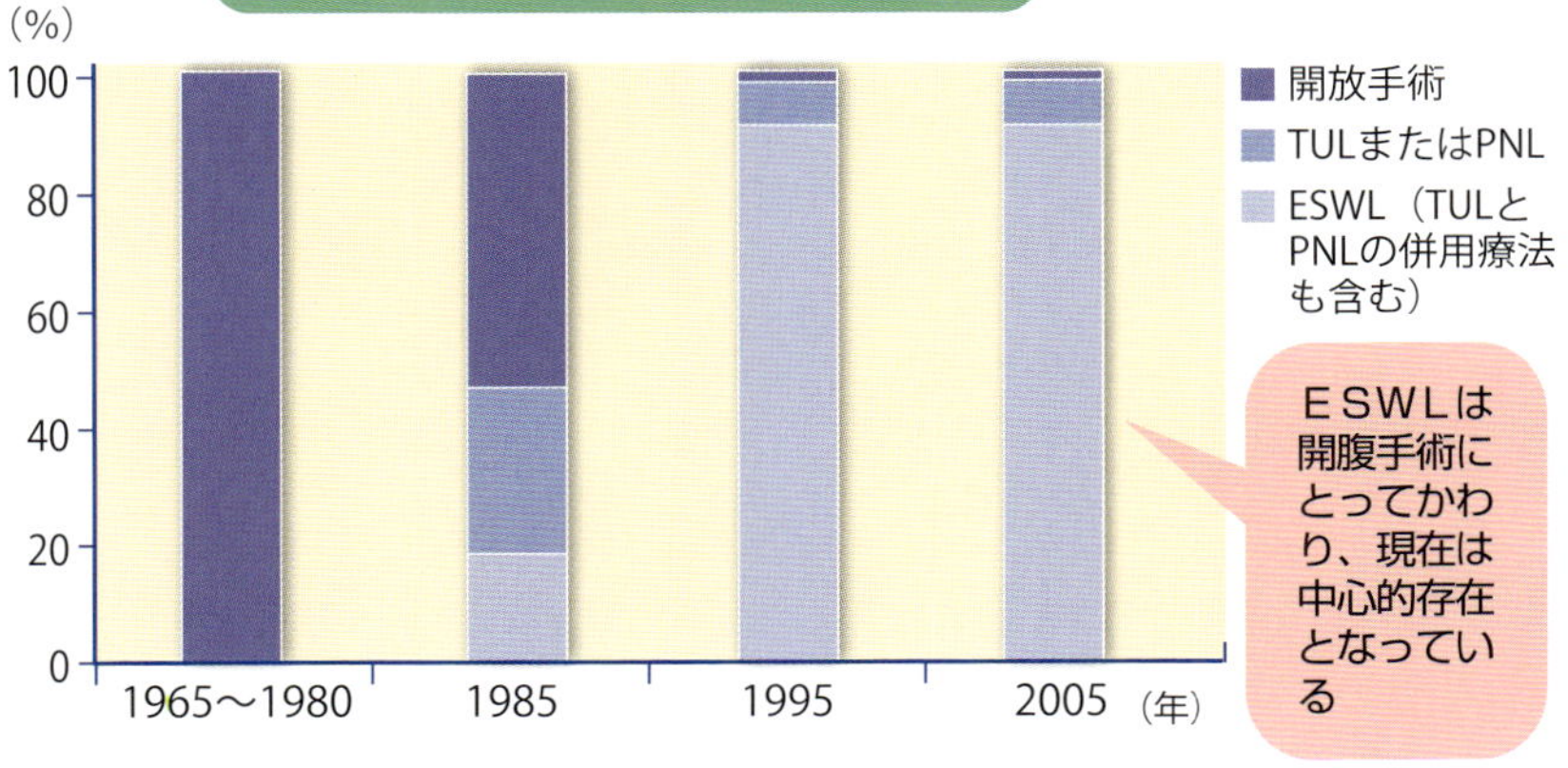

『尿路結石症診療ガイドライン　第２版』より

尿路結石の疝痛発作への対応

基本は薬物療法

疝痛《せんつう》発作が起きているときは、速やかに痛みを鎮める処置を行います。疝痛の主な原因としては、急速な尿路の閉塞《へいそく》による腎盂内圧《じんうないあつ》の上昇と腎臓壁の緊張、尿や結石を押し流そうとする尿管の激しいけいれん、などが挙げられます。

つまり、疝痛のいちばんの原因は、結石による尿路の閉塞です。結石があっても、尿路が塞がれなければ痛みが生じることはありません。ですから、尿路の緊張をゆるめて、閉塞状態を打破するのが先決です。疝痛発作への主な対処法には次のようなものがあります。

●薬物療法

まずは、痛みをとるために鎮痛剤を用います。もっともよく使用されるのは、非ステロイド系抗炎症剤（NSAIDs）です。これは、炎症を引きおこすプロスタグランディン（PG）の合成を抑制して、痛みや炎症を鎮めます。

PGは痛みや炎症の原因となる物質で、過剰に分泌されると、その刺激によって脳が痛みを感じるしくみになっています。尿路結石では、腎盂内圧が上昇すると、PGの合成や分泌が促進されます。これによって腎臓の血流量が増加しADH*（抗利尿ホルモン）の分泌が抑制されるため、尿量が増えてさらに腎盂内圧が高まり、痛みも強くなるという悪循環に陥ります。また、PGには尿管のけいれんを促進

痛みを鎮める非ステロイド系抗炎症剤（ＮＳＡＩＤｓ）

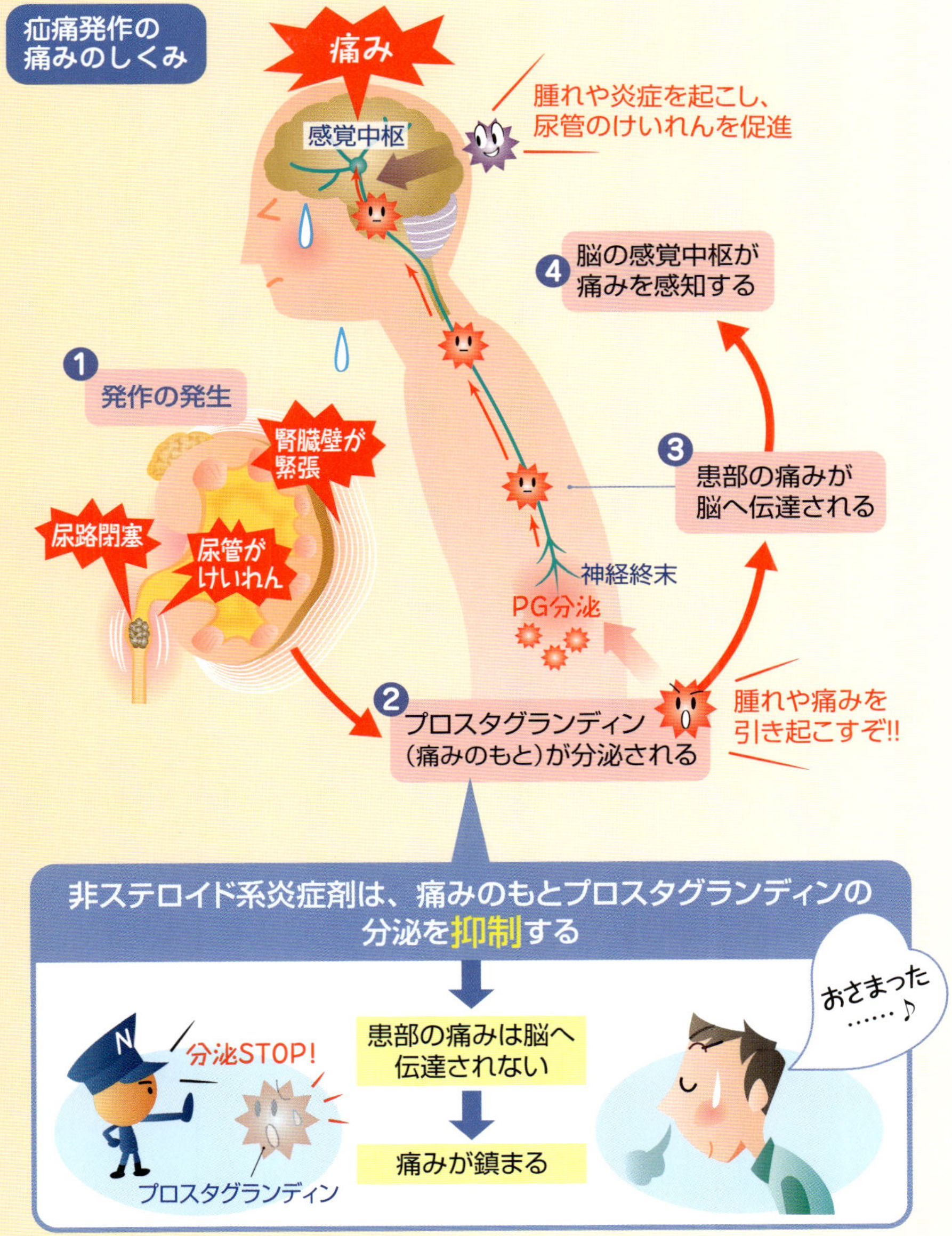

する作用もあります。

ＮＳＡＩＤｓは、このＰＧの合成を抑制して、痛みやけいれんを緩和します。尿管のむくみや炎症を抑える働きもあります。通常は坐薬として投与します。補助的にけいれんを抑える鎮痙剤《ちんけいざい》を用いることもあります。

このほか、排石促進薬の一種である、α遮断薬やカルシウム拮抗薬も有効です。これらには、尿管を拡張する働きがあり、痛みを鎮める効果も期待できます。疝痛発作のときは、排石より鎮痛目的で使用されます。

ダブルＪステント・尿道カテーテル

薬物療法で疝痛が緩和できないときは、一時的に尿路の閉塞を解く処置を行います。

尿管に詰まっているときは、ダブルＪステントを留置します。膀胱から腎臓まで、結石のわきを通してチューブを挿入するのです。これによって、尿の排出を促し腎臓の腫れをとると、痛みも治まります。

尿管の上方に詰まっている場合は、この処置をしている間に腎臓に戻ることがあり、尿管の閉塞が解消されて痛みがとれます。下方に詰まっている場合は、緊急入院のうえ、結石を破砕することもあります。

また、尿道に詰まっているときは、尿道カテーテルを挿入して、とりあえず結石を膀胱に押し戻します。こうしてまず痛みをとり、後日、症状に応じて破石治療を行います。

このように、疝痛発作が起きているときは、薬物治療を行ったり、一時的により広い場所に押し込んだりして、痛みをとることを最優先にします。すぐに破石するわけではありません。

疝痛発作への対応

発作の対応は痛みをとることが最優先とされる

薬物療法で痛みやけいれんを抑える

非ステロイド系抗炎症剤（NSAIDs）

痛みやけいれんを緩和する尿管のむくみや炎症を抑える

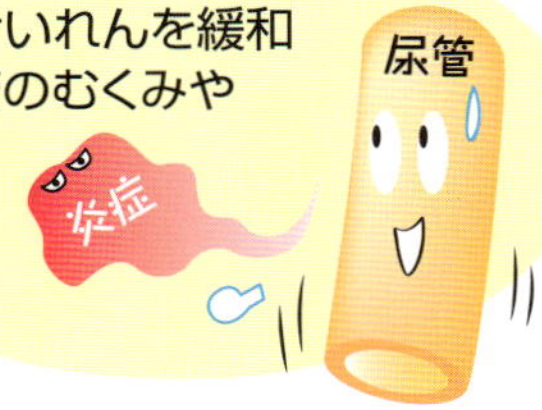

鎮痙剤

尿管を緩めてけいれんを抑える

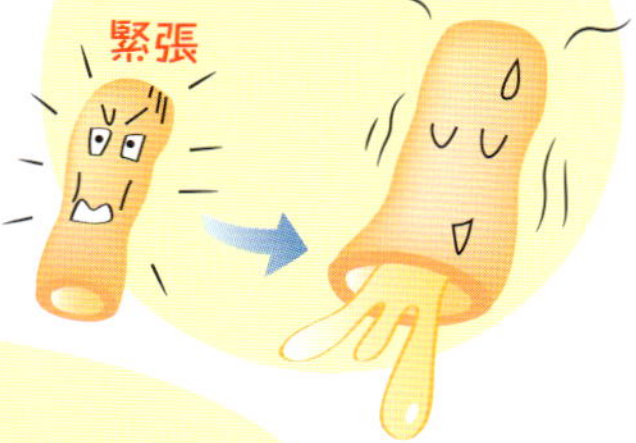

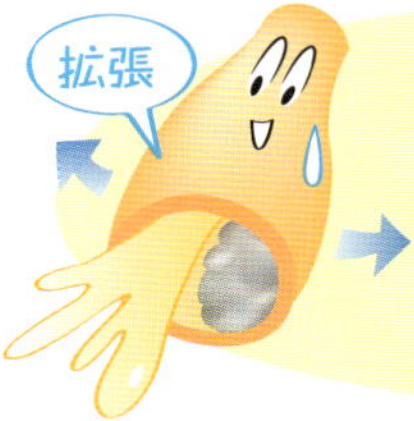

カルシウム拮抗薬やα遮断薬

尿管を拡張して痛みを鎮める

ステントやカテーテルで一時的に閉塞を解除する

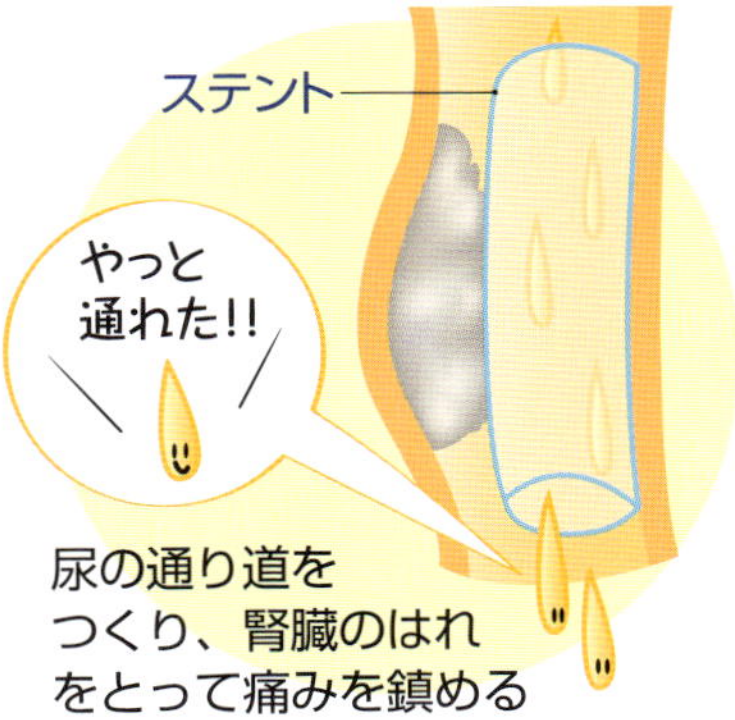

尿の通り道をつくり、腎臓のはれをとって痛みを鎮める

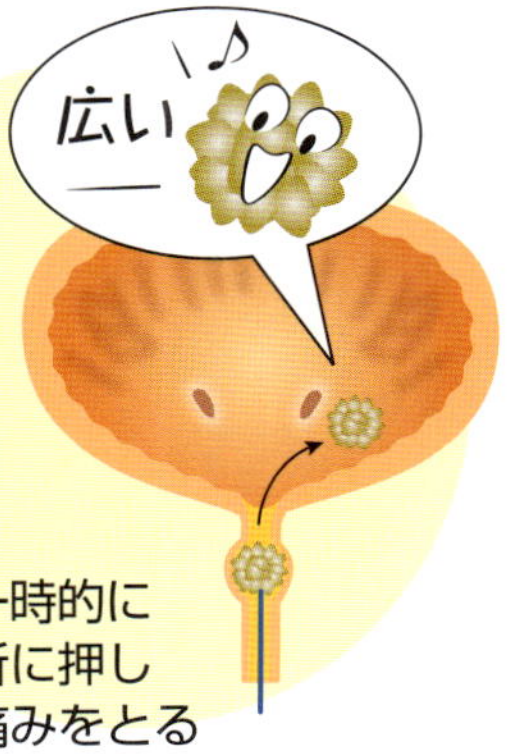

結石を一時的に広い場所に押し戻して痛みをとる

保存的療法

自然排石促進法

尿路感染症や水腎症などの合併症や尿管狭窄がなく、結石が長径9ミリ、短径6ミリ以下の場合は、尿とともに排泄されることが多いため、まずは自然排石促進法を試みます。

あたりまえのことですが、結石が小さいほど自然排石できる確率が高く、排石までの期間も短くなります。たとえば、尿管結石の場合、長径10ミリ以下の結石の約2／3が、発症後4週間以内に自然排石されます。その平均日数は2ミリ以下では約8日、2～4ミリでは約12日、4ミリ以上では約22日と報告されています。

自然排石促進法の基本は、水分をたっぷりとることです。少なくとも1日2リットル以上は摂取するように心がけましょう。尿量が増えると尿管の蠕動運動《ぜんどううんどう》が活発になり、排泄されやすくなります。また、縄跳びやジャンプ運動も有効です。飲水と適度な運動によって、結石の下降を助けることが大切です。

より下降を促進するために、補助的に尿管を拡張する薬剤や利尿剤を用いることもあります。結石が下りていくのに伴い、痛みの発作が起きる場合もあります。そんなときは、がまんしないですぐに医師に伝えましょう。鎮痙剤や鎮痛剤で、痛みは抑えられます。

自然排石促進法の治療を受けた患者さんのうち、約90％が治療開始後6ヵ月以内に排石に成功しています。6ヵ月待っても排石されない場合は、侵襲的療法に移行します。

こんなときは自然排石促進法を

条件

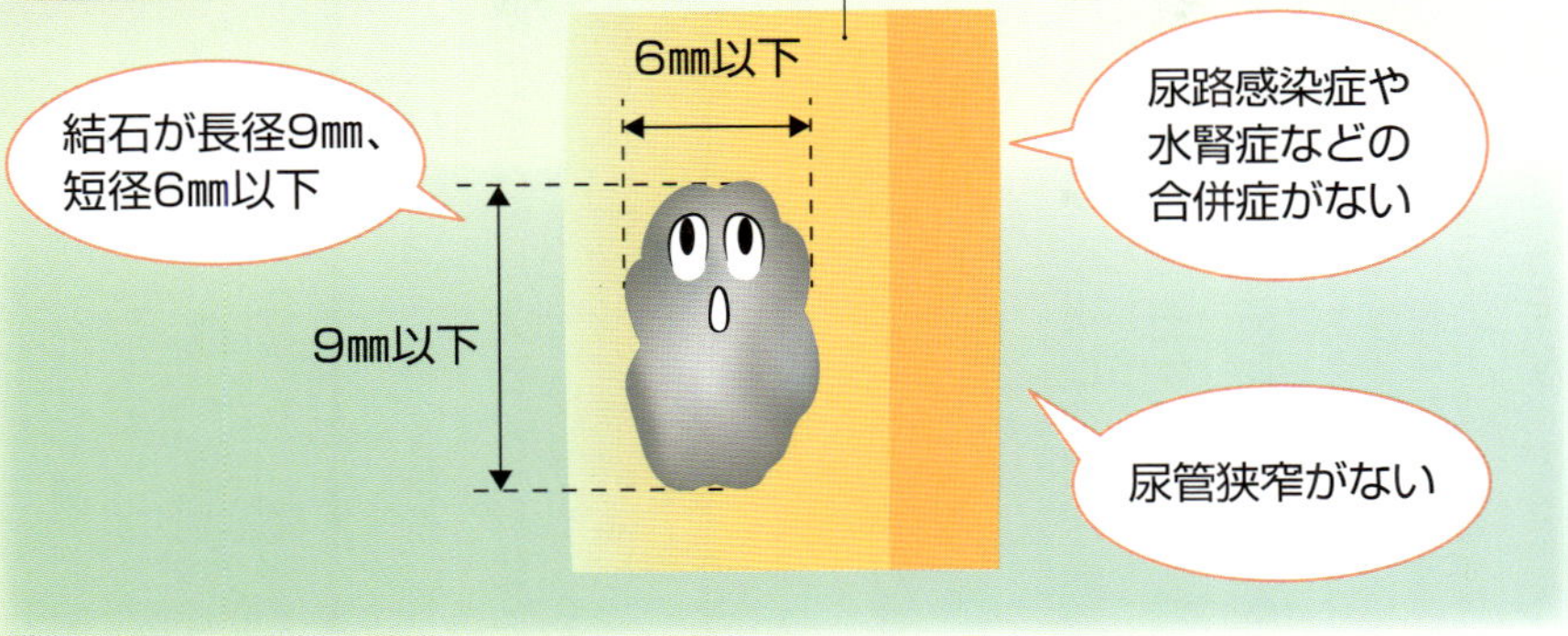

成功のポイント

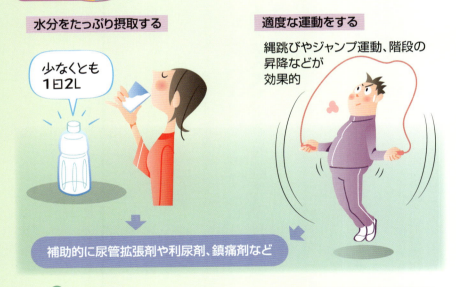

水分をたっぷり摂取する

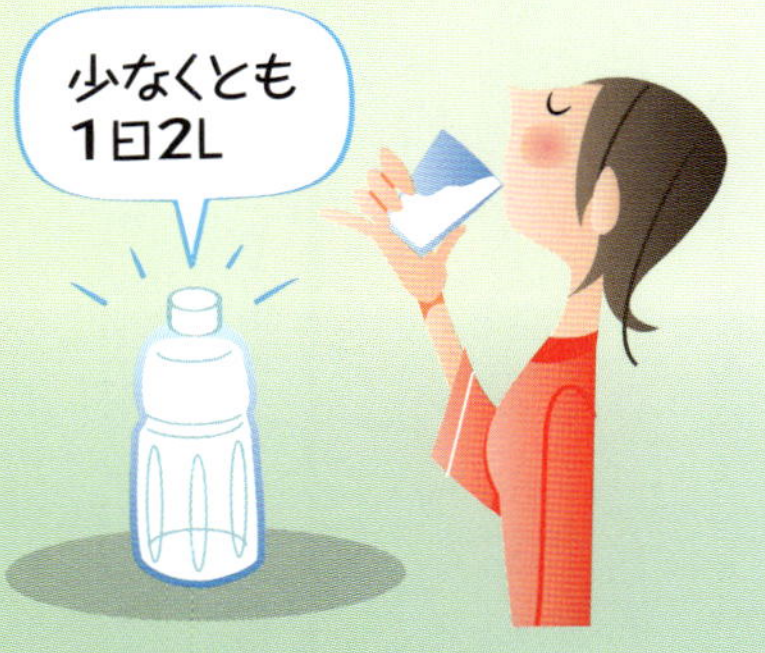

適度な運動をする

縄跳びやジャンプ運動、階段の昇降などが効果的

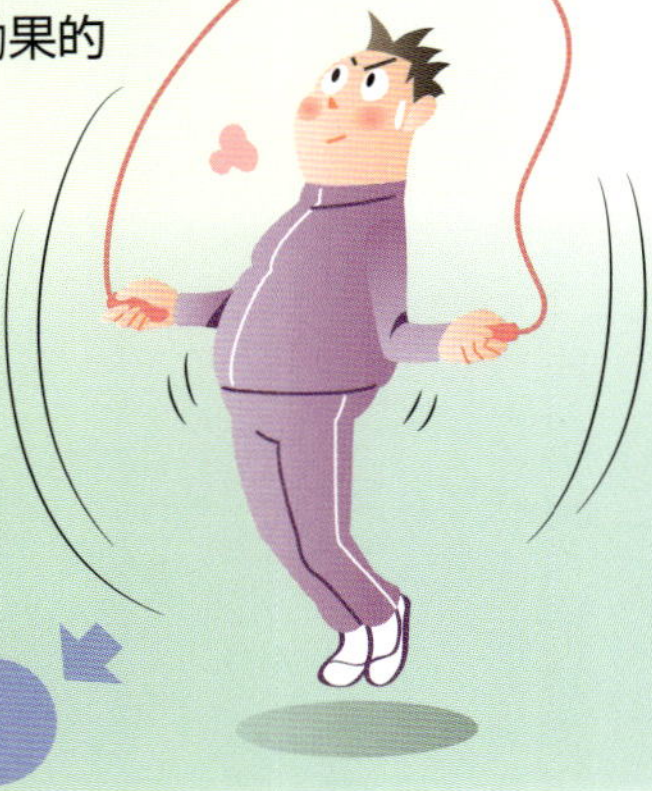

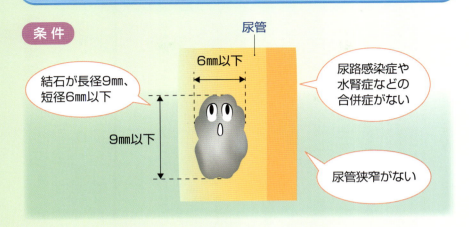

補助的に尿管拡張剤や利尿剤、鎮痛剤など

自然排石促進法の効果は6ヵ月が目安。長引く場合は、侵襲的療法へと移行する

薬物療法

薬物療法が適用されるのは、主に尿酸結石とシスチン結石です。どちらもアルカリ性の尿に溶けやすい性質があるので、それを利用して薬剤で溶かして排泄を促します。

尿をアルカリ化する薬剤として、重曹やクエン酸があります。重曹は、かつてはよく使われていたのですが、ナトリウムを多く含むという難点があります。体内によけいな塩分を入れると他の健康トラブルを引き起こす恐れがあるため、現在は主にクエン酸製剤が用いられています。

クエン酸によって酸性尿を改善し、尿pHを6・5〜7・0程度に保ちます。アルカリ尿になりすぎると、今度はリン酸カルシウム結石ができやすくなってしまうので、注意が必要です。

尿酸結石では、こうして尿のアルカリ化を促すとともに、より効果を高めるため、尿酸の生成を抑えるアロプリノールという薬剤も合わせて投与します。それでも、完全に尿酸結石が消失するまで、数カ月から1年程度かかります。

シスチン結石も、同様にクエン酸製剤で尿のアルカリ化を促進します。さらに尿中のシスチンを溶けやすい性質に変える、チオプロニンなどの薬剤も投与します。このチオプロニンには、シスチンの尿への排泄を抑える働きもあります。しかし、シスチン結石は薬物療法だけでは残ってしまうことが多く、一般には侵襲的療法も併用します。

なお、リン酸マグネシウムアンモニウムは酸性の水に溶けやすいので、尿を酸性化すれば結石も溶けるのではと思いがちですが、実際には困難です。

薬物療法が適用される結石はおもに2つ

薬物療法が有効なのは尿酸結石とシスチン結石

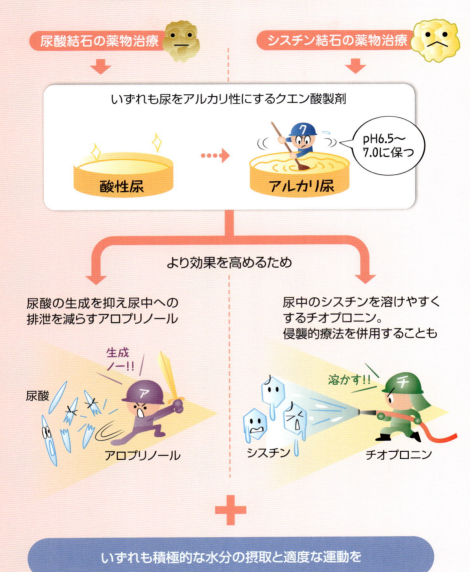

尿酸結石の薬物治療

シスチン結石の薬物治療

いずれも尿をアルカリ性にするクエン酸製剤

より効果を高めるため

尿酸の生成を抑え尿中への
排泄を減らすアロプリノール

尿中のシスチンを溶けやすく
するチオプロニン。
侵襲的療法を併用することも

＋

いずれも積極的な水分の摂取と適度な運動を

侵襲的療法

破石治療／ＥＳＷＬ（体外衝撃波結石破砕術）

ＥＳＷＬ（Extracorporeal Shock Wave Lithotripsy）は、現在中心的存在となっている治療法です。侵襲的《しんしゅうてき》療法を受けた患者さんの大半が、このＥＳＷＬの恩恵を受けています。

体外衝撃波結石破砕術という名前のとおり、特殊な装置で発生させた衝撃波を用い、結石に焦点を合わせて体の外から結石だけを粉砕します。砕けた破石片は、尿とともに排出されます。

衝撃波を発生させる方法として、水中放電方式、電磁方式、圧電方式などがあります。また、結石に焦点を合わせる方法としては、レントゲンと超音波の2種類あります。

当初は小さな腎結石だけが対象でしたが、急速に装置の開発が進み、今では通常の腎結石のほか、サンゴ状結石や尿管結石など、ほとんどの上部尿路結石に用いられるようになりました。ただし、サンゴ状結石は大きいため、何度も施術する必要があり、内視鏡治療を併用することがほとんどです。

ＥＳＷＬの最大のメリットは、体への負担が少ないうえ、非常に効果が高いということです。2センチ以下の腎結石や1センチ以下の尿管結石では、結石の消失率は80％以上となっています。シスチン結石や尿酸結石などの硬い結石も、おおむね破石可能です。

1回の治療にかかる時間は30～60分程度、この間に3000～5000発ほど使用します。結石の大きさや位置、種類などによって1回の治療で完治する場合もあれば、複数回行わなければならないこと

ＥＳＷＬ（体外衝撃波結石破砕術）

衝撃波を体の外から当て、結石だけを粉砕する

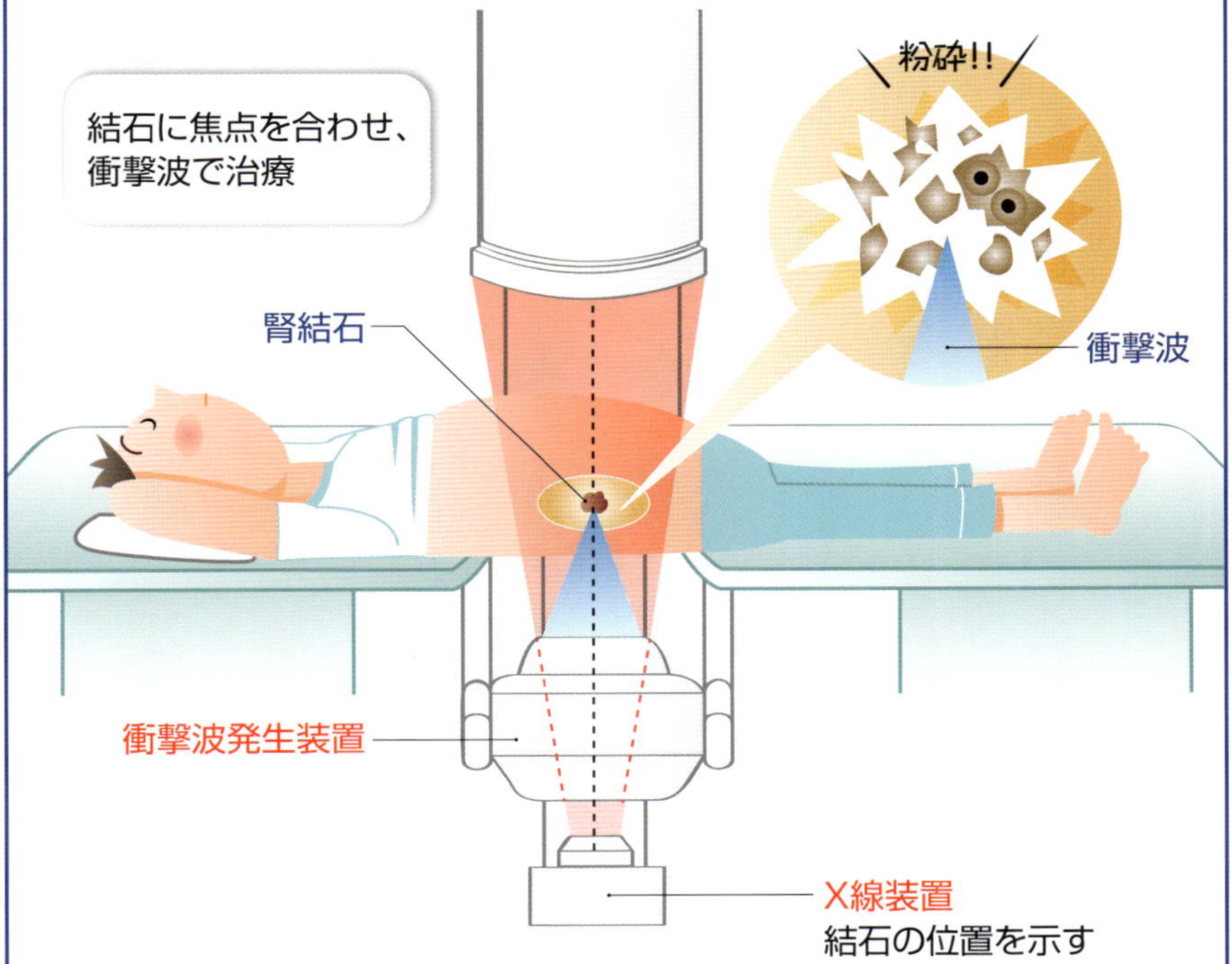

ESWLのメリット

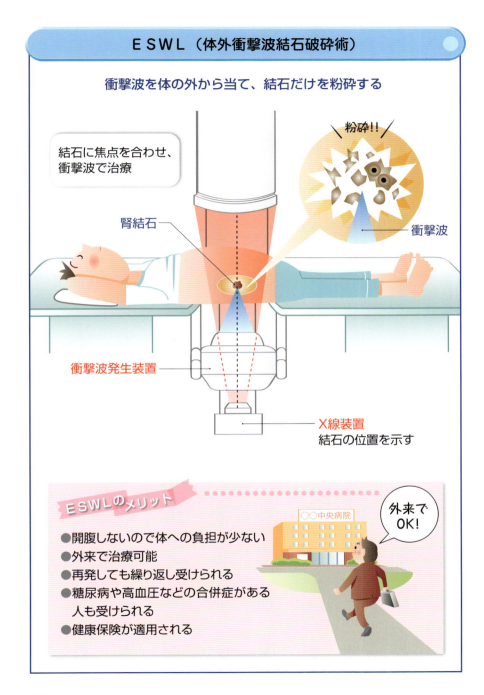

- 開腹しないので体への負担が少ない
- 外来で治療可能
- 再発しても繰り返し受けられる
- 糖尿病や高血圧などの合併症がある人も受けられる
- 健康保険が適用される

もあります。

特に安静の必要はないので、外来でも治療可能です。ただし、感染症の合併がある人や両側に尿管結石がある人、小児・高齢者などでは入院が必要になることもあります。その場合も、ほとんどは2～3日ですみます。

このように、簡単に受けられ、健康保険も適用されることから、今は痛みをがまんするよりESWLで積極的に治療しようという人が増えています。

しかし、合併症がまったくないわけではありません。よくみられるのは血尿と腎被膜下血腫《じんひまくかけっしゅ》です。前者は、衝撃波が通過するときや結石の破片が降下するときに尿路が傷ついて起こるもので、通常は数日で治まります。後者は腎臓の周りに血腫ができるものです。術後、腰痛や血尿が続く場合は、この腎被膜下血腫が疑われます。たいていは数ヵ月で自然治癒し、深刻な事態に発展することはまれです。

ESWLでもっとも問題になるのは、「ストーン・ストリート」です。これは、大きな結石を粉砕したときに、大量の破砕片によって尿管が詰まってしまうものです。この状態が長く続くと、感染症や腎機能の低下を招いてしまいます。そのため、後述の内視鏡治療を併用して破砕片を取り除いたり、膀胱からダブルJステントと呼ばれる細い管を腎臓に通して尿の通り道を確保します。

なお、胎児や子宮に影響する恐れがあるので、妊娠中の女性には、ESWLは禁忌《きんき》となっています。また、動脈瘤《どうみゃくりゅう》がある人も危険です。前立腺肥大症や尿管狭窄など、もともと尿の通過障害がある人も、破砕片が詰まる恐れがあるため避けましょう。

ストーン・ストリート

ＥＳＷＬによる治療後、もっとも問題になるのが「ストーン・ストリート」。結石破砕による破砕片で尿管が詰まってしまうもの

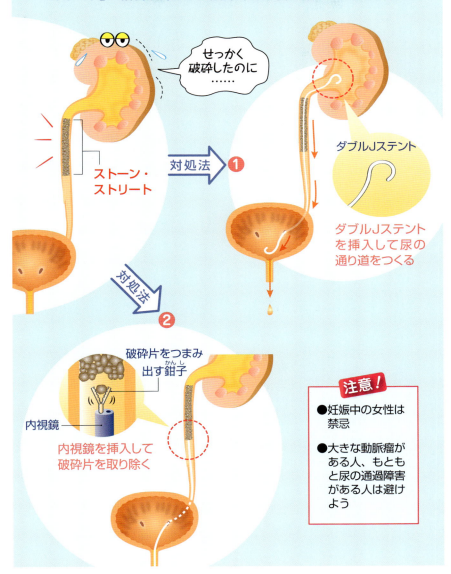

破石治療／ＴＵＬ（経尿道的結石破砕術）

内視鏡を用いる治療法のうち、尿道から尿管へと内視鏡を挿入して、モニターで直接結石を確認しながら破砕・摘出を行うものを「ＴＵＬ（経尿道的結石破砕術）」といいます。破砕する方法には、レーザー、超音波、圧搾空気、電気水圧衝撃波などがあります。

ＴＵＬは主に尿管結石に用いられます。特に尿管の中部及び下部にある結石に対しては、ＥＳＷＬより有効とされています。

ＴＵＬ開発当初は硬いまっすぐな内視鏡で、尿管の内径より1ミリほど太かったため、尿管に挿入するにはかなりの技術が必要でした。特に狭くなっている、膀胱と尿管のつなぎ目の尿管膀胱移行部は、バルーンカテーテルで広げなければ挿入が困難で、尿管粘膜損傷などの合併症を引き起こすことも多くありました。

しかし、レーザーで破石できる、より細い内視鏡が登場し、今では安全に治療できるようになっています。最近では、胃カメラのように先端が自在に曲がる軟性内視鏡も開発され、腎臓内もしっかり観察できるようになりました。そのため、腎結石にも適用が広がっています。ＥＳＷＬでは破石困難な硬い尿管結石や、尿管粘膜に癒着《ゆちゃく》している嵌頓《かんとん》結石にも有効です。サンゴ状結石では、ＥＳＷＬで粉砕後の破石片の処理に用いられます。

また、妊娠を望む女性の下部尿路結石に対しても、ＥＳＷＬが子宮や卵巣にどのような影響を与えるか不明なことから、ＴＵＬが推奨されています。尿管結石の周囲に動脈瘤がある人にも、ＴＵＬが選択

尿管結石を破砕する治療法

ＴＵＬ（経尿道的結石破砕術）とは、尿道から内視鏡を挿入し、結石を直接確認しながら破砕・除去する方法

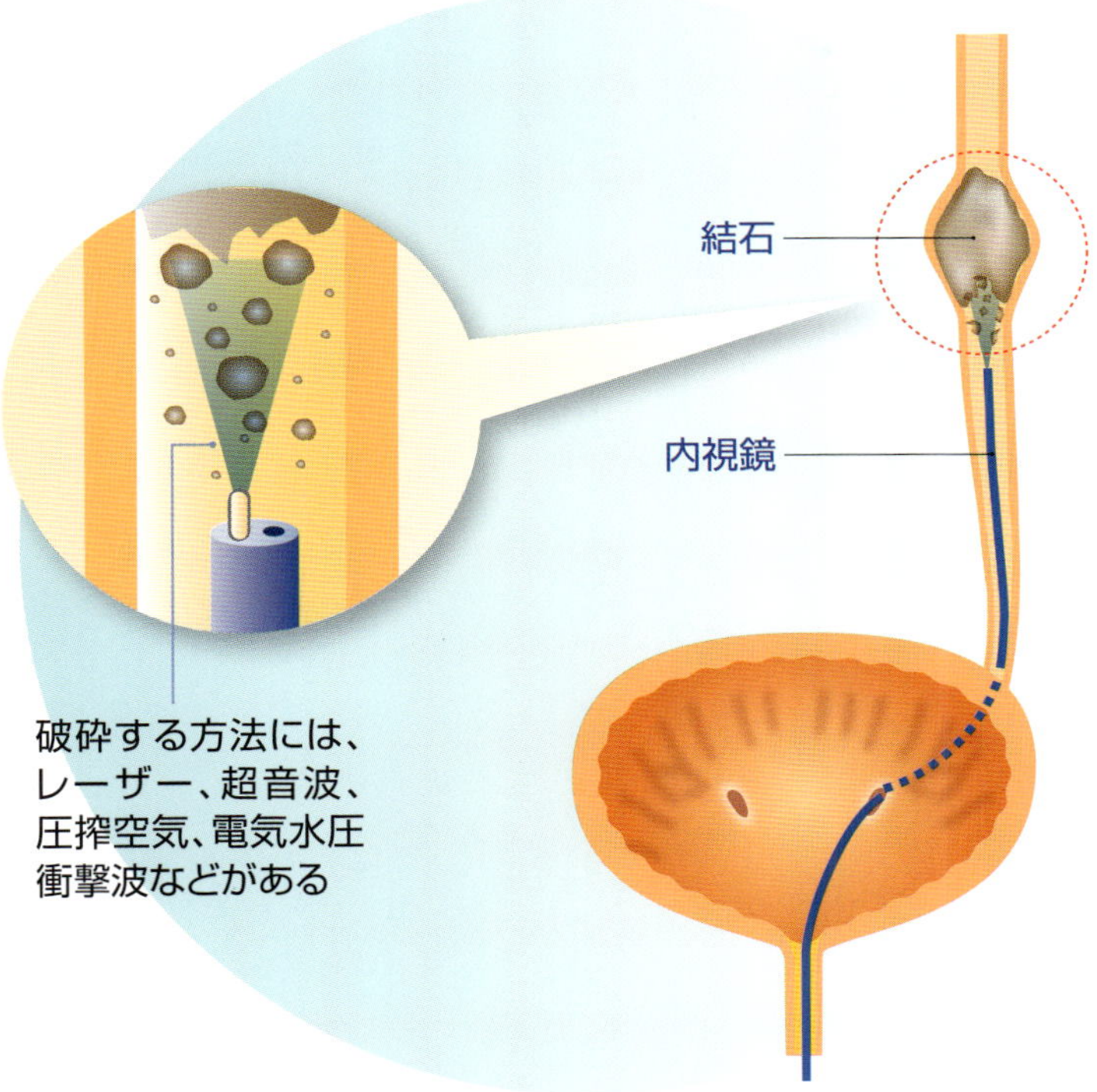

結石
内視鏡
破砕する方法には、レーザー、超音波、圧搾空気、電気水圧衝撃波などがある

TULのメリット

- 結石を目で確かめながら治療できる
- 結石が破砕できたかどうか確認できる
- 破砕と同時に破砕片を取り除ける
- 妊娠を希望する女性や、結石近くに大動脈瘤がある人も施術可能

注意！

- 尿道狭窄や高度の前立腺肥大症
- 内視鏡の尿管への挿入が困難な人
- 結石に到達するまでの間に尿管狭窄がある場合

されます。

TULでは結石を直接観察しながら破砕するため、ESWLより確実性が高く、同時に破石片を鉗子で取り出すこともできます。ESWLでは、破石片が排出されるまでに時間がかかり、疼痛や発熱をみることもありますが、TULならその場ですぐに除去できるというメリットがあります。

ただし、尿道に内視鏡を挿入する際に麻酔を用いるので、2〜5日の入院が必要となります。麻酔は硬膜外麻酔または静脈麻酔で行われます。

機器や技術の進化により、今は合併症の心配はあまりありません。ほとんどは軽微な尿管粘膜の損傷や尿管穿孔《せんこう》です。その際は、「ダブルJステント」と呼ばれるステントを留置して粘膜を保護し、治癒を待ちます。このダブルJステントには、腎臓から膀胱への尿の流れを保持する効果もあります。破砕片の量や粘膜の損傷の程度に応じて、1日から2週間ほど留置します。これによって、排尿痛や不快感、頻尿《ひんにょう》、血尿などが生じることもあります。

最新の軟性内視鏡とレーザーを組み合わせたTULは、従来の方法に比べると、格段に安全性も効果も高くなっています。しかし、残念ながら、導入している施設はまだそれほど多くはありません。TULでの治療を望んでいる人は、その施設がどのような機器を使っているのか調べてみるといいでしょう。

なお、尿道狭窄や高度の前立腺肥大症があると、内視鏡の尿管への挿入が困難になります。膀胱から結石に到達するまでの間に尿管狭窄がある場合も同様です。また、結石が大きいときは、1回の治療では破砕・摘出できないこともあります。

尿路結石の「積極的な治療法」の選択指針

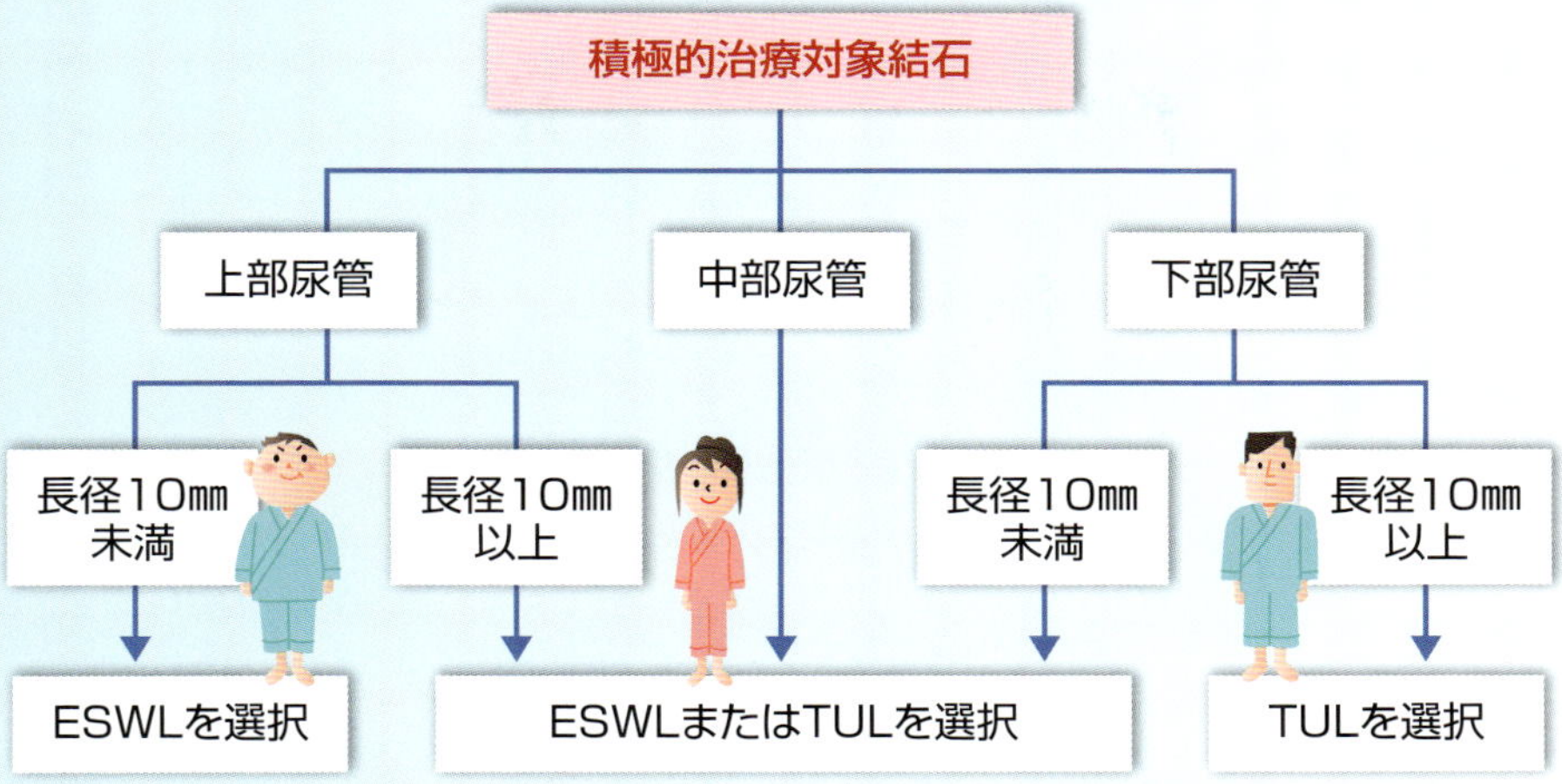

『尿路結石症治療ガイドライン　第２版』より

さらに

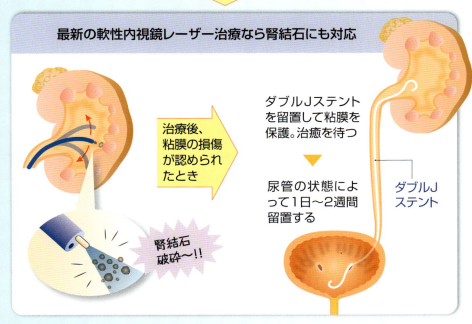

最新の軟性内視鏡レーザー治療なら腎結石にも対応

破石治療／PNL（経皮的結石破砕術）

PNLでは背中から腎臓まで1センチほどの穴を開け、「腎盂鏡《じんうきょう》」と呼ばれる内視鏡を挿入して、カメラで観察しながら結石を砕きます。

破砕する方法としては、電気水圧、超音波、レーザー、圧縮空気などがあります。主に用いられているのは、レーザーと超音波です。レーザーはホルミウム・ヤグレーザーといわれるもので、安全性が高く、組織の切開や止血も可能です。そのため、施術時間が短くてすみ、合併症のリスクも軽減できます。

一方、超音波は、結石を破砕しながら破石片を吸引できるというメリットがあります。いちいち鉗子《かんし》で摘出する手間が省けます。さらに効率的で治療効果も高い、圧縮空気と超音波の複合破砕装置も開発されていますが、まだ普及するまでには至っていません。

PNLは、1980年代に大きな腎結石の治療のために開発されました。2センチを超える腎結石やサンゴ状結石、ESWLでは破砕できない硬い結石など、比較的治療が難しい症例に用いられます。また、尿管狭窄や腎盂尿管移行部狭窄がある腎結石も、PNLの適用になります。

特に、サンゴ状結石はESWLだけでは除去が難しく、PNLを併用することがほとんどです。サンゴ状結石の消失率は、ESWL単独では約51％、PNL単独では約77％、PNLとESWLの併用では、約83％と報告されています。

現時点では、尿路結石症の診療ガイドラインでも、サンゴ状結石の治療については、PNLとESWLの併用が推奨されています。ただし、サイズによっては、1回では取りきれず、複数回の治療が必要

腎結石を破砕する治療法

PNL（経皮的結石破砕術）

背中から腎臓まで穴を開け、腎盂鏡を挿入して結石を破砕する

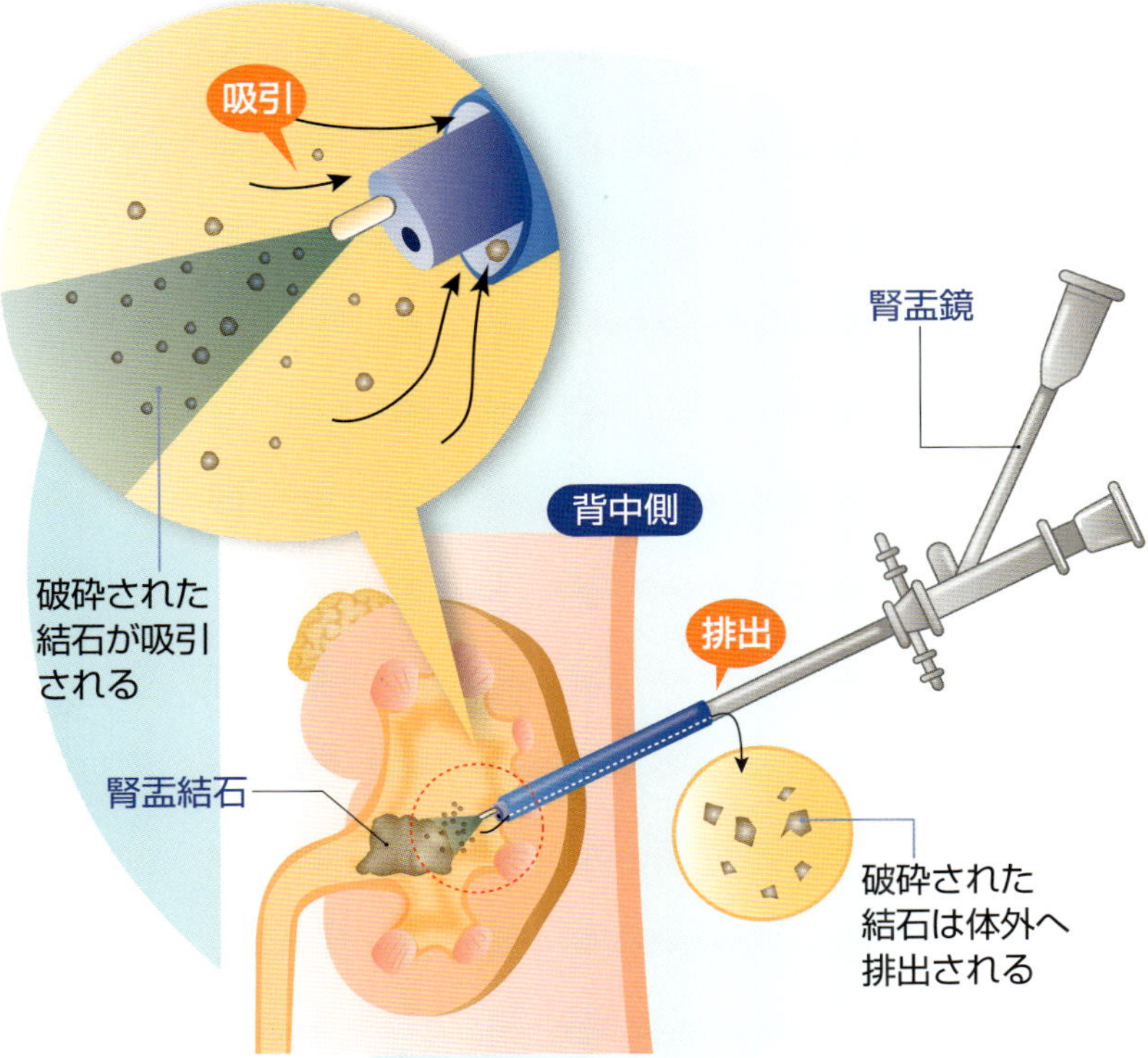

PNLのメリット

- 2㎝を超える大きな結石でも破砕できる
- 他の方法では破石困難な硬い結石も破砕できる
- 破石できたかどうか目で確認できる
- 尿路狭窄があっても施術できる

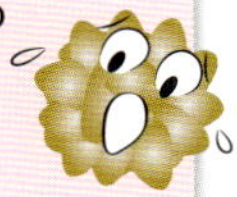

になることもあります。

腎盂鏡にも硬性鏡と軟性鏡があり、近年開発された軟性腎盂尿管鏡では、腎結石だけではなく、尿管結石にも対応できます。

ＰＮＬは開腹手術に比べると身体への負担は少ないですが、切開する傷はＥＳＷＬやＴＵＬよりは大きくなります。一般には次のような流れで施術します。

局所麻酔あるいは全身麻酔を施し、背中を小さく切開して腎臓までのバイパスルート（通り道）をつくります。さらに、バルーン拡張カテーテルや金属拡張器などで穴を少しずつ広げ、十分に広がったところで腎盂鏡と超音波振動子を挿入します。術後は、広げた穴と同じぐらいの太さのバルーンカテーテルを1～2週間留置し、腎臓からの出血を抑えます。取り残した結石があれば、再度施術します。また、尿管の閉塞を避けるために、腎臓と膀胱の間にダブルＪステントを留置することもあります。ＰＮＬでは、通常は7～10日間程度の入院が必要になります。

合併症としては、術後数日間は血尿や発熱がみられることがありますが、自然に治まります。また、腎血管や尿管の損傷によって出血することもあり、まれに輸血を要することもあります。このほか、尿路感染によって敗血症を引き起こすこともごくまれにあります。結石が大きいほど、手術時間が長いほど、合併症のリスクが高くなります。

なお、全身麻酔が不可能な人や尿路感染症にかかっている人、腎盂がんが疑われる人、妊娠中の人などにはＰＮＬは禁忌とされています。

最適の治療法を選択する

結石の大きさや硬さ、位置などによって最適の治療法が選択される

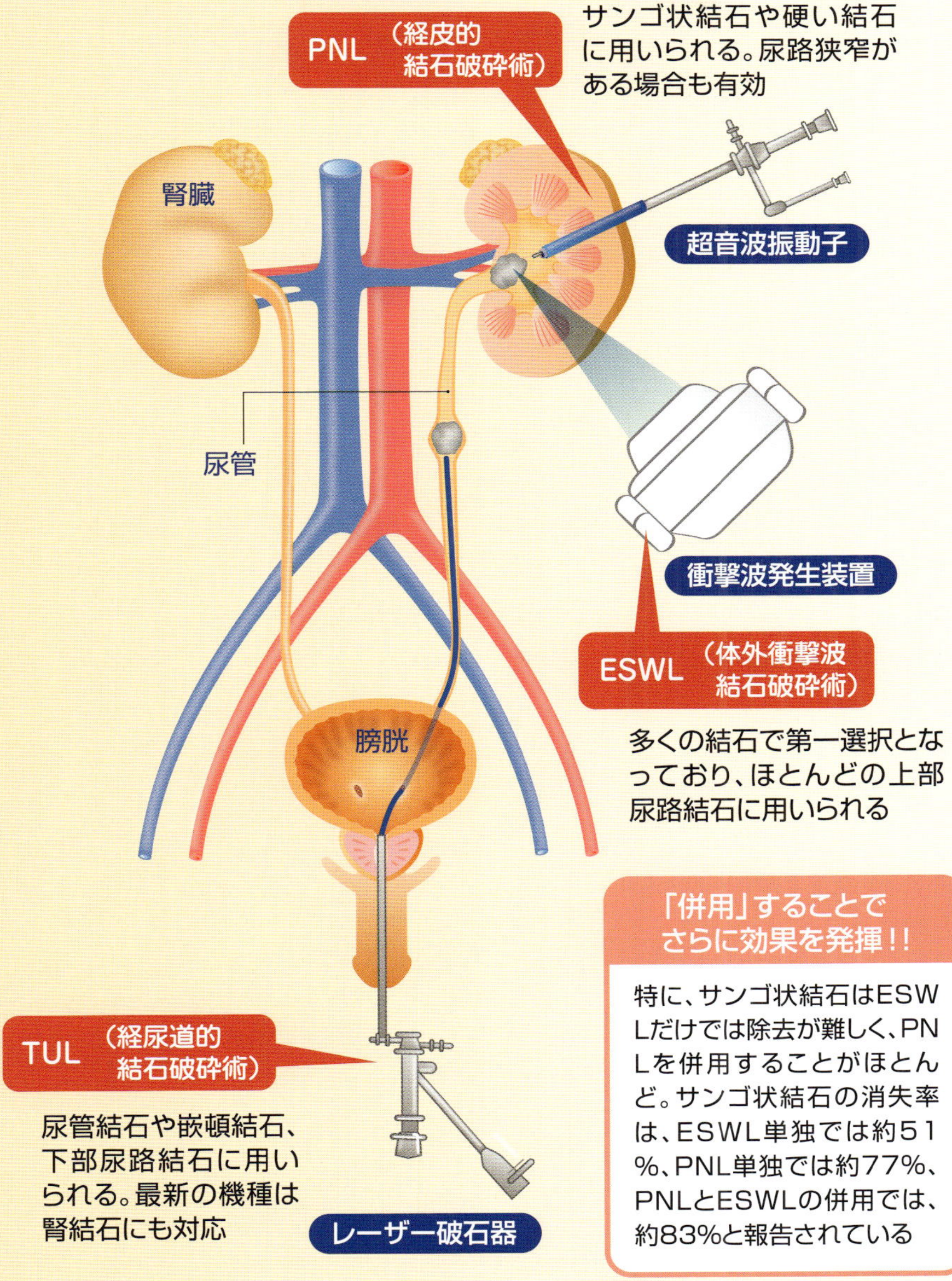

「併用」することでさらに効果を発揮!!

特に、サンゴ状結石はESWLだけでは除去が難しく、PNLを併用することがほとんど。サンゴ状結石の消失率は、ESWL単独では約51%、PNL単独では約77%、PNLとESWLの併用では、約83%と報告されている

画期的な発明だったＥＳＷＬ

かつては、尿路結石を取り出すには開腹手術しかありませんでした。手術する場所によって、尿管切石術、腎切石術、腎盂切石術などがありました。腎結石の手術であれば、わき腹を大きく切開し、腎臓も傷つけなくてはなりません。結石が取れてその痛みから解放されても、今度は体の傷口が痛み、患者さんはつらい思いをしたものです。

１９８０年代になると、内視鏡によるＰＮＬやＴＵＬが開発され、全盛を迎えたのです。しかし、その期間はごく短く、３～４年ほどでＥＳＷＬに首位の座を明け渡しました。

世界初のＥＳＷＬ装置は、ドイツのドルニエ社が開発したもので、バスタブ型をしていました。そこに温かいお湯をはり、患者は着衣で入ります。バスタブの底に設置された衝撃波発生装置から出た衝撃波がお湯を通して結石に伝わり、破砕するしくみになっていました。照準はレントゲンで合わせていました。

このＥＳＷＬは当時としては画期的な発明で、切らずにすみ苦痛も少ない尿路結石の新たな治療法として脚光を浴びました。

現在はさまざまな面で改良が進んだ第二、第三世代のＥＳＷＬが普及しています。装置もコンパクトになり、お湯も不要になったのです。

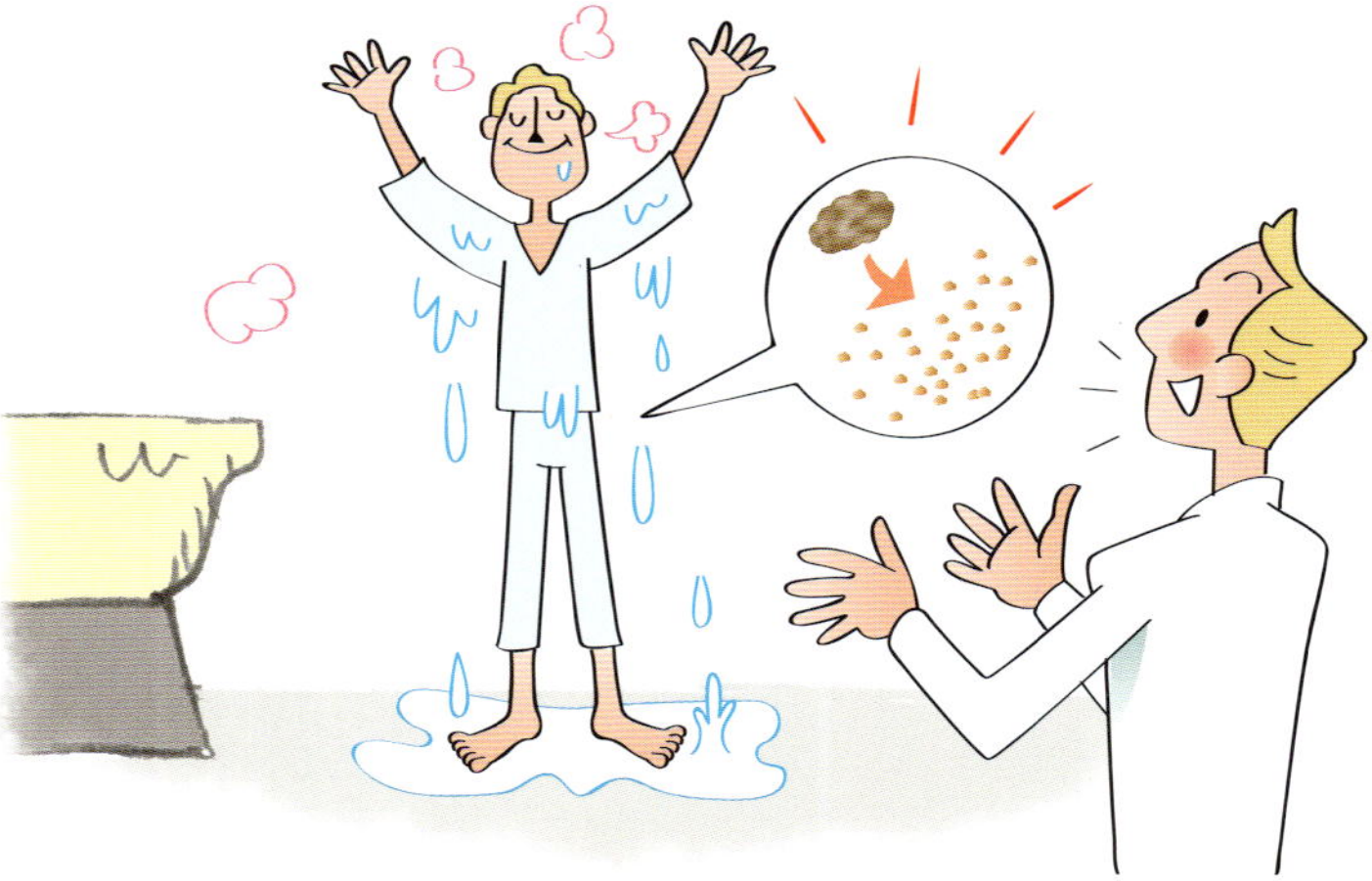

第4章

The fourth chapter

再発を防ぐには

尿路結石がなくなったからといって、安心していませんか？尿路結石は治るのが早い一方で、再発しやすいのもこの病気の特徴です。以前と同じ生活を送っていては再発を繰り返すかもしれません。再発を予防するための注意点をよく理解し、生活習慣を改善してみましょう。

再発を防ぐことが大切

非常に高い再発率

尿路結石は、治療を受けてもすっきり完治とはいかないのがやっかいなところです。原因についてはまだ完全には解明されていませんが、生活習慣病の1つであることはまちがいありません。ですから、治療前と同じ生活を続けていては、再発は免れません。

実際、適切な再発予防策を講じない場合は、再発率は高くなるといわれています。左のグラフからもわかるように、薬物治療なしの場合の腎結石の再発率は、治療後3年で約30％、10年では60％にも達します。つまり、多くの人が再発してしまうのです。

再発回数も1回とはかぎらず、2回、3回と繰り返す人も少なくありません。再発を繰り返すと腎臓に大きな負担がかかりますし、破石治療による合併症も心配されます。

特に再発のリスクが高いのは、男性、若年での発症、腎下極《じんかきょく》（腎臓の下部）の結石、結石の数が多い人、結石の家族歴がある人、結石摘出後の合併症がある人とされています。

また、治療法によっても再発率が異なります。ESWLでは、破砕片がわずかに体内に残り、それを核として再び結石ができやすくなります。そのため、ESWL単独の治療を受けた人は、TULやPNLなどの治療を受けた人より再発率が高いと報告されています。

尿路結石は治療したから終わりではなく、再発を防いでこそ完治となります。

尿路結石は治療したから「終わり」ではない

尿路結石は再発率が高く、初発発作から５年以内で２人に１人が再発する

腎結石の再発率（薬物治療をしない場合）

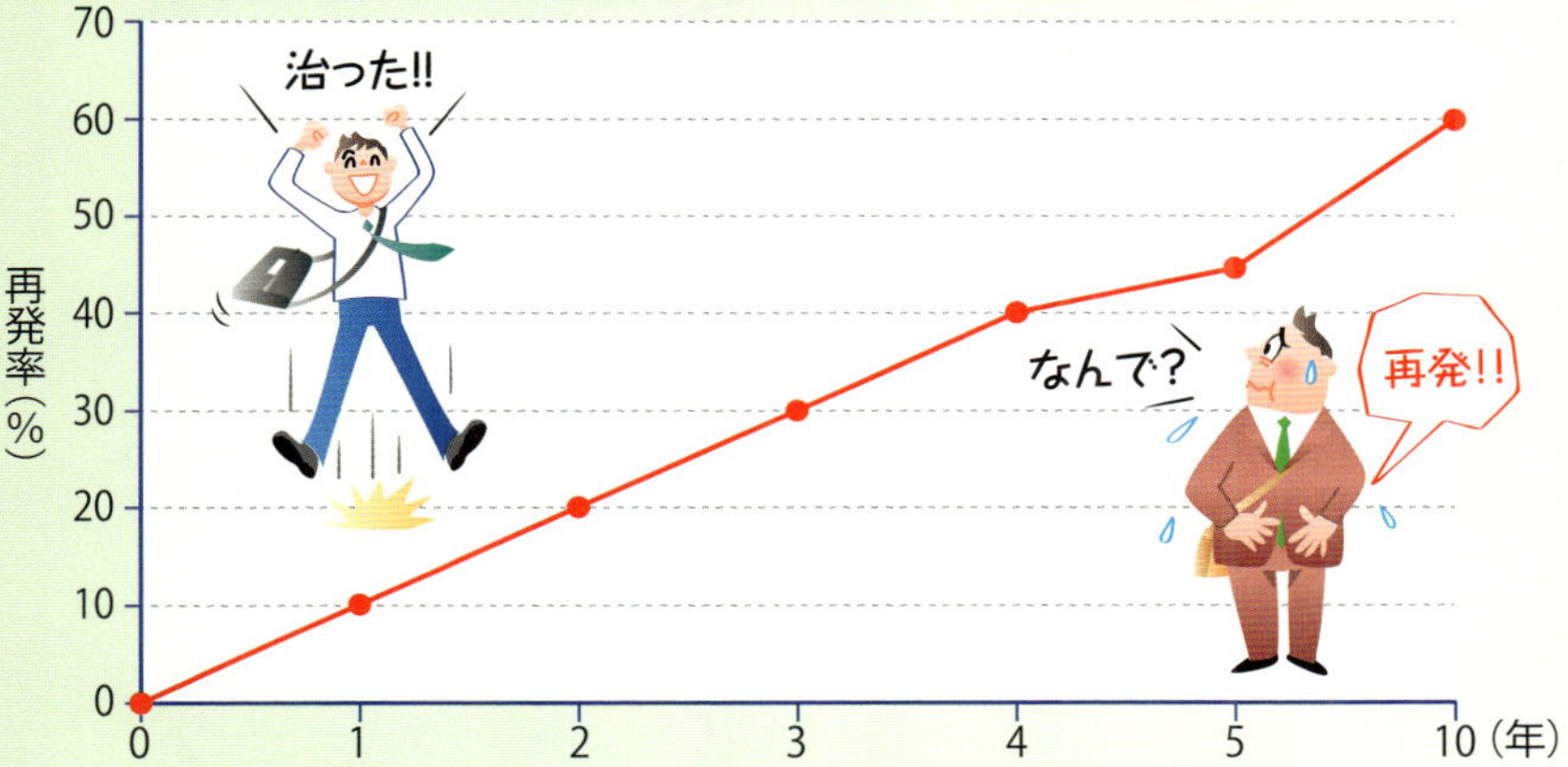

『Strohmaier WL: Eur Urol. 37: 339-344, 2000』より

食事指導の有無と再結石発率

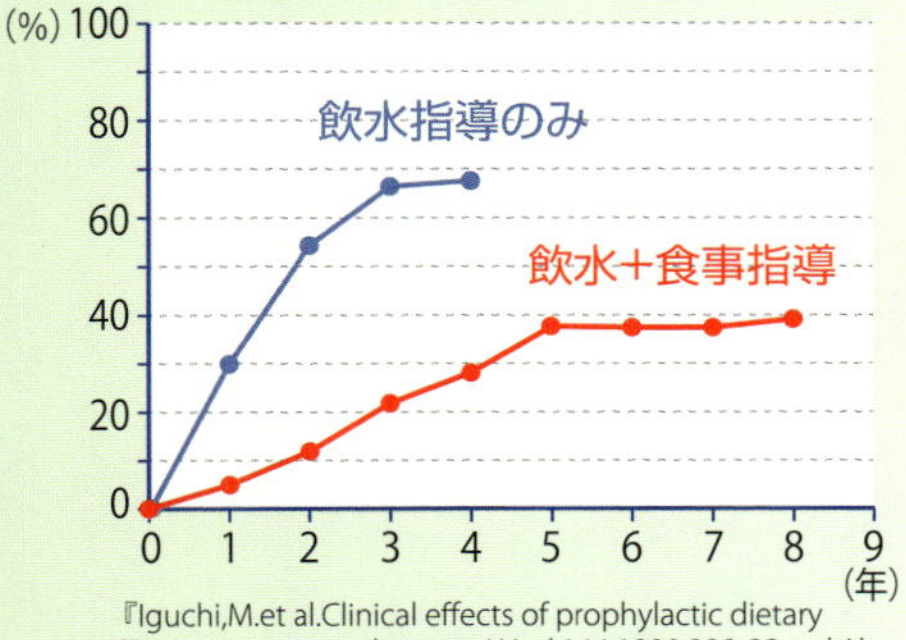

『Iguchi,M.et al.Clinical effects of prophylactic dietary Treatment on renal stones.J.Urol.144,1990,229-32.』より

腎結石の再発回数

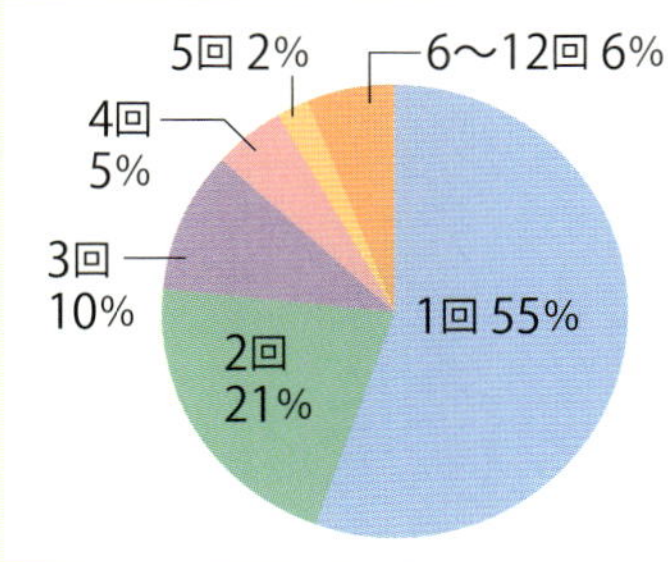

『Strohmaier WL: Eur Urol. 37: 339-344, 2000』より

再発のリスクが高いのは、男性、若年での発症、腎下極の結石、結石の数が多い人、結石の家族歴がある人、結石摘出後の合併症がある人とされている

食事療法や薬物治療が効果的

再発を防止する方法として、まず挙げられるのは食事療法と薬物療法です。

食事療法というと何か難しそうに感じるかもしれませんが、特別なことをするわけではありません。食生活の偏りを改善し、バランスのよい食事を心がけるだけです。さらに、水分をたっぷりとることが大切です。尿が濃くなると尿中の成分が凝縮して結石ができやすくなります。十分に水分を摂取することで尿を薄めて、結石のもととなる結晶ができるのを防ぎます。

また、薬物療法は、治療だけではなく予防にも有効です。たとえば尿酸結石の予防には、血中の尿酸値が高いときは、尿酸を生成しにくくするアロプリノールを投与します。尿が酸性化しているときは、クエン酸製剤を用いてアルカリ化を促します。

クエン酸には尿中のカルシウム濃度を低下させる働きもあり、カルシウム結石の予防にも役立ちます。そのため、尿中のクエン酸濃度が低い低クエン酸尿症の人には、ウラリットというクエン酸製剤を投与します。同様に、マグネシウムにもシュウ酸カルシウムの結晶化を防ぐ作用があります。低マグネシウム尿症の人には、酸化マグネシウムを投与することもあります。

また、リン酸マグネシウムアンモニウム結石を予防するには、感染の原因となった細菌を突き止め、それに応じた抗菌薬を用います。

再発防止には定期的な検診を欠かさないことも大切です。検診によって意識が高まり、再発のリスクが低くなります。仮に再発しても早期発見につながり、自然排石が望めます。

再発の原因をみつけて予防する

カルシウム含有結石再発患者の尿pH

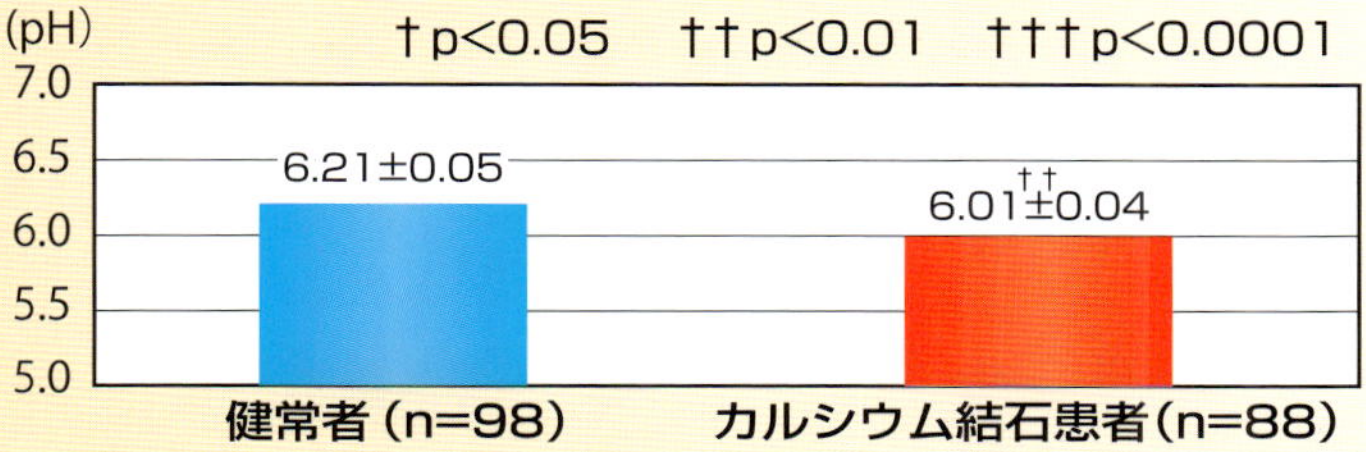

	健常者（n=106）	結石再発患者
尿中クエン酸（mg/day）	401.3 ± 17.3	341.4 ± 20.4† (n=104)
尿中カルシウム（mg/day）	185.3 ± 9.2	224.4 ± 8.2†† (n=102)
尿中シュウ酸（mg/day）	18.2 ± 1.7	34.0 ± 1.0††† (n=103)
尿中尿酸（mg/day）	549.5 ± 22.1	633.3 ± 18.5† (n=100)

再発患者の尿中のカルシウム、シュウ酸、尿酸の量は多い反面、
クエン酸量は少ない

『Okamoto N,Aruga S et al:Int J Urol 14(4),344-349,2007』より

再発予防ガイドライン

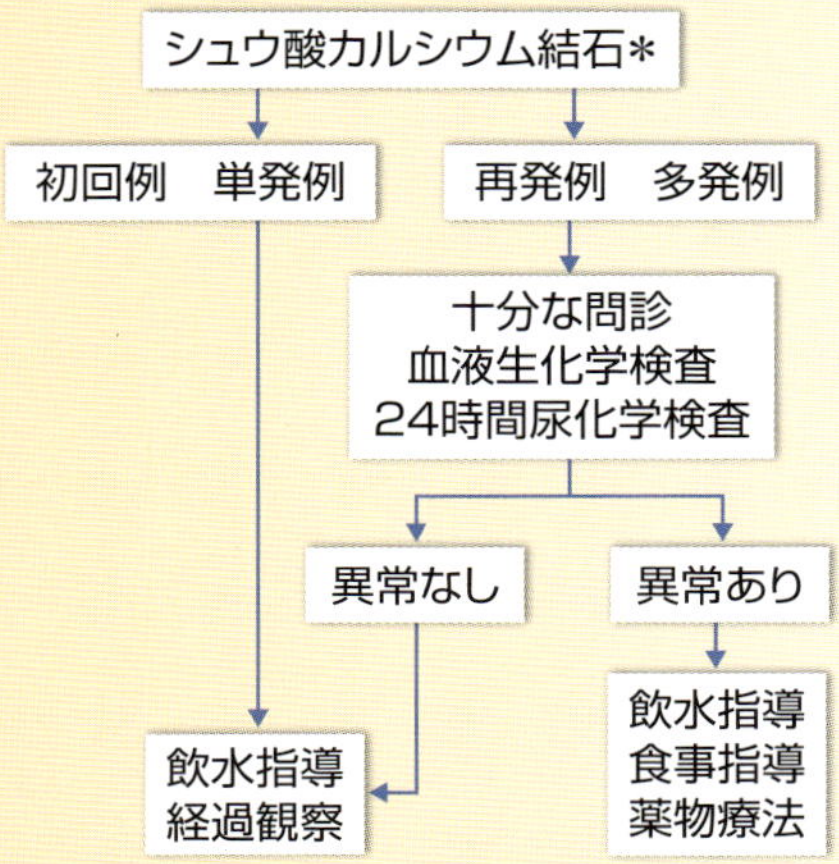

＊シュウ酸カルシウム結石：シュウ酸カルシウム単独または
シュウ酸カルシウムとリン酸カルシウムの混合結石

『尿路結石症診療ガイドライン』より

再発防止のポイント

- バランスのよい食事を心がける
- たっぷり水分を摂取する
- 必要に応じて薬剤を服用する
- 定期検診を欠かさない
- 適度な運動をする

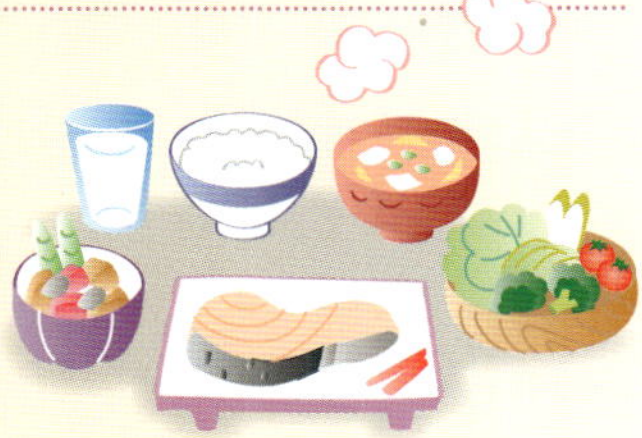

食事の見直しが再発を防ぐ

水分をしっかりとる

再発防止の基本は、十分な水分の摂取です。たっぷり水分をとり尿量を増やすと、結晶ができにくくなります。そのうえ、尿路の活動も活発になり、不要なものはどんどん尿とともに排泄されます。いつも尿路を清潔に保ち、結石のつけいる隙をなくすことが大切です。

さまざまな研究によって、1日の尿量が1リットル以下では結石形成のリスクが高まり、2リットル以上ではかなり低減できることがわかっています。そのためには、食事以外に1日2リットル以上の水分を摂取する必要があります。しかし、水分であればなんでもよい、というわけではありません。糖分が多く含まれている清涼飲料水やジュースは注意が必要です。砂糖の過剰摂取は尿中へのカルシウムの排泄を増やすので、カルシウム結石ができやすくなります。

また、アルコールにはシュウ酸やリン酸、糖分などが含まれており、カルシウム結石の形成を促進します。さらに飲酒後は脱水状態になりやすく、尿が濃くなります。これも結石の原因となります。特にビールは危険です。尿酸のもととなるプリン体が多く含まれ、尿中の尿酸を増やします。このように、アルコールは尿路結石再発のリスクを高めます。ほどほどにするのがいちばんです。

ウーロン茶、紅茶、緑茶、コーヒーにはシュウ酸が含まれています。たくさん飲むのは控えましょう。水分は、水道水やミネラルウォーター、麦茶、ほうじ茶などで補給しましょう。

十分な水分の摂取で再発を防ぐ

目 標　１日の尿量２L以上

- 食事以外に1日2L以上の水分を摂取しよう
- 一度に大量に飲むのではなく、コップ１杯の水を小分けにして飲むのがおすすめ

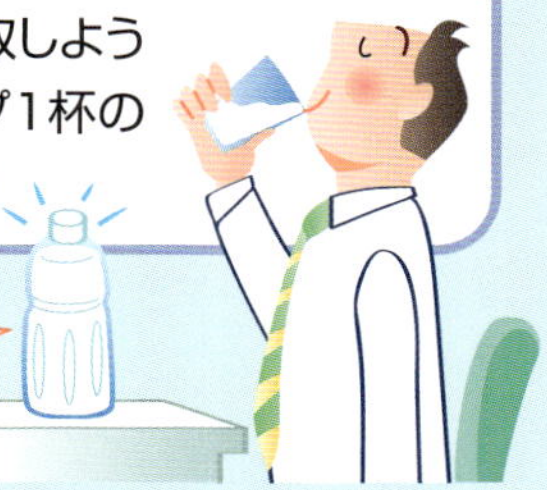

十分に摂取を！
水道水、ミネラルウォーター、麦茶、ほうじ茶がおすすめ!

水分であっても摂取は控えめに

アルコール
シュウ酸、リン酸、糖分
▼
カルシウム結石

コーヒー
シュウ酸、尿酸
▼
カルシウム結石、尿酸結石

清涼飲料水 加糖されたジュース
砂糖の過剰摂取
▼
カルシウム結石

ビール
シュウ酸　プリン体
▼
カルシウム結石、尿酸結石

ウーロン茶、紅茶、緑茶
シュウ酸
▼
カルシウム結石

これらの飲み物は
再発リスクを高めるので要注意!!

動物性たんぱく質、動物性脂肪は控えめに

動物性たんぱく質や動物性脂肪のとりすぎは、尿路結石を引き起こす大きな要因と考えられています。動物性たんぱく質を多くとると、血液が酸性に傾きます。それを中和するために尿細管でのクエン酸の再吸収が促進される一方、尿中へのクエン酸の排泄が減少します。また、カルシウムの尿細管での再吸収は抑制され、尿中へのカルシウムの排泄が増えます。尿路結石形成を抑える働きがあるクエン酸が減り、結石のもととなるカルシウムが増えるため、カルシウム結石ができやすくなります。

さらに、動物性たんぱく質にはプリン体が多く含まれています。プリン体は体内で代謝されると尿酸となり尿中へと排出されます。尿中の尿酸の濃度が高まると結晶化しやすくなり、尿酸結石ができやすくなります。それを核として成長するカルシウム結石も、形成されやすくなってしまうのです。

この動物性たんぱく質とともに、尿路結石形成の主犯とされているのが動物性脂肪です。動物性脂肪は、腸管でのカルシウムとシュウ酸の結合を阻害して、本来なら便として出るべきシュウ酸を尿中へと排泄させます。そのため、尿中でカルシウムとシュウ酸が結合して、シュウ酸カルシウム結石が形成されるのです。動物性脂肪の過剰摂取は肥満につながり、他の生活習慣病も誘発します。

肉の脂身は取り除く、牛肉や豚肉は赤身のモモ肉やヒレ肉を、鶏肉はモモ肉よりムネ肉を、揚げ物はやめてゆでたり蒸したり焼いたりして脂肪を落とすなど、食べ方や調理法を工夫するといいでしょう。ファーストフードも食べすぎないように注意しましょう。

バランスの悪い脂肪のとり方に要注意

約半数の人が脂肪をとりすぎている

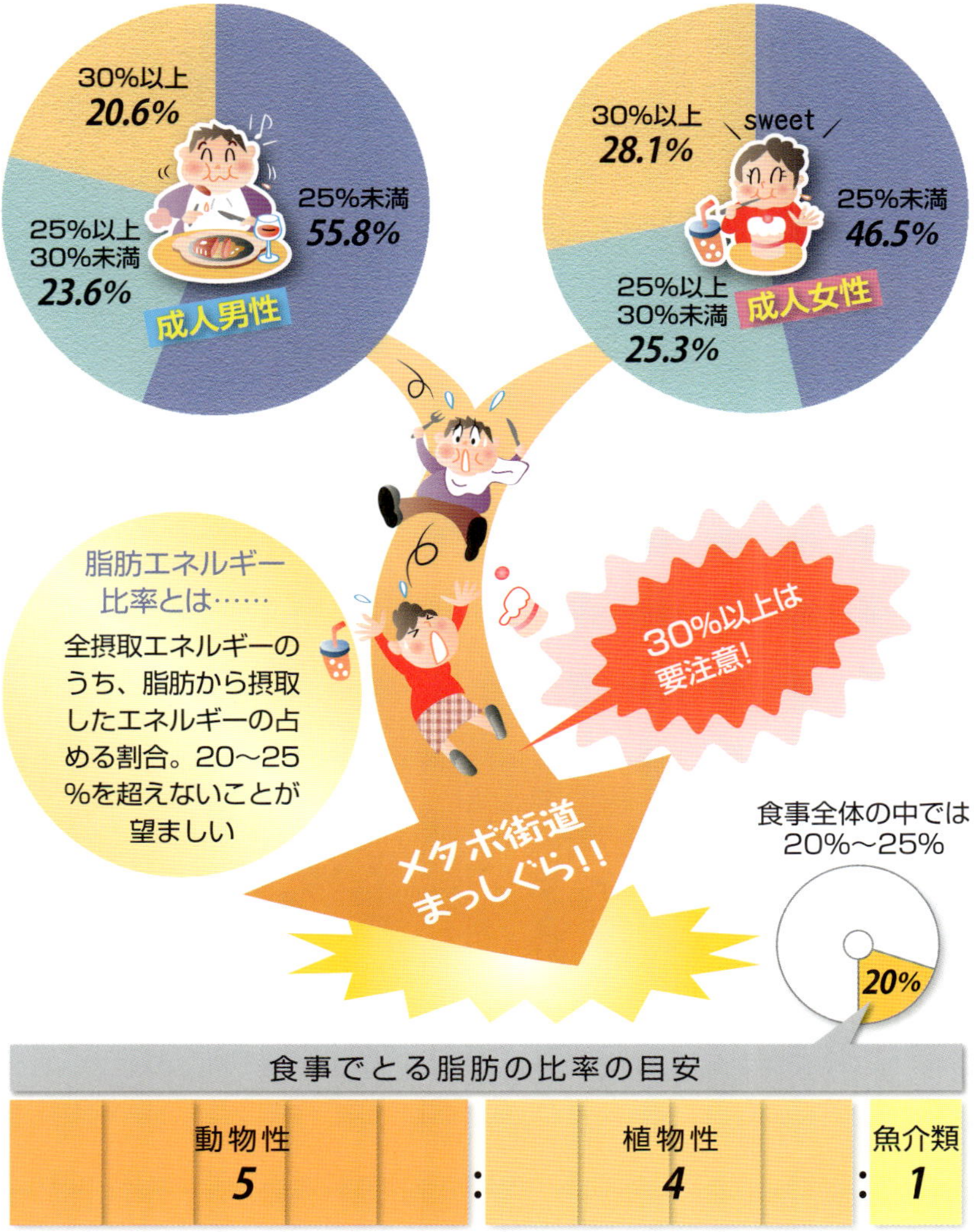

食事でとる脂肪の比率の目安

動物性		植物性		魚介類
5	:	4	:	1

厚生労働省『平成20年国民健康・栄養調査』より

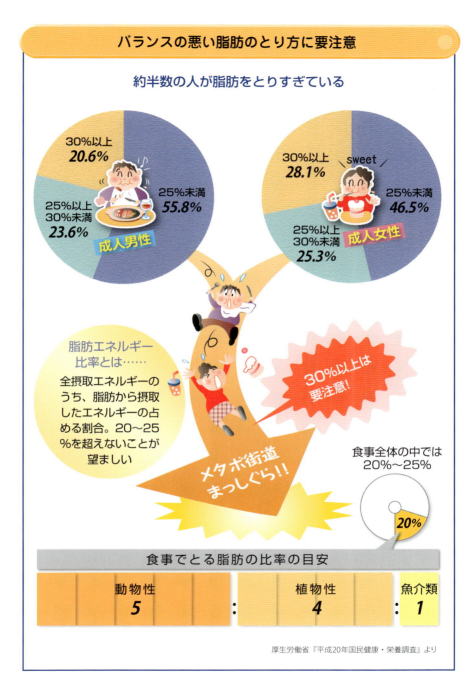

シュウ酸を多く含む食品に注意

シュウ酸は、カルシウムよりはるかに強力な結石形成促進物質といわれています。尿中のシュウ酸が多い人は、尿路結石の再発率も高いことがわかっています。

尿中のシュウ酸の約半分は食事に由来するといわれています。食生活を見直して、特に多く含む食品はとりすぎないように注意しましょう。

シュウ酸は、ホウレンソウやキャベツ、ブロッコリー、レタス、サツマイモ、ナスなどに多く含まれています。これらの野菜はふだんよく口にするものばかりです。摂取する際には、次のような工夫をするといいでしょう。

シュウ酸は水に溶けるため、ゆでることによってかなり減らせます。ホウレンソウはゆでておひたしにすると、シュウ酸の量は半分程度になります。また、カルシウムといっしょにとると、腸管内でシュウ酸とカルシウムが結合し、便として排泄されるので、尿中へのシュウ酸の排泄を抑えられます。

ホウレンソウに、カルシウムが豊富なカツオブシやちりめんじゃこをかけて食べるのは理にかなっているといえます。ごまあえやグラタンもおすすめです。また、ブロッコリーはクリーム煮に、サツマイモやナスは味噌汁にと、少し食べ合わせを意識するだけで尿中のシュウ酸を減らせます。

また、シュウ酸は、緑茶やココア、コーヒー、紅茶などの飲み物にも含まれています。特に玉露などの高級な緑茶には多く含まれているので、シュウ酸が少ないほうじ茶や麦茶がおすすめです。ココアや紅茶、コーヒーにはミルクを入れるといいでしょう。チョコレートはミルクチョコレートを!

シュウ酸は強力な結石形成物質

尿中にシュウ酸の多い人は再発率が高い。とりすぎには十分注意が必要

シュウ酸を多く含む食品

◇ 野菜（100g 中）◇

●ホウレンソウ	800mg
●キャベツ、ブロッコリー、カリフラワー、レタス	300mg
●サツマイモ	250mg
●ナス	200mg
●ダイコン、コマツナ、カブ	50mg

◇ お茶（100g 中）◇

●玉露	1350mg
●抹茶、煎茶	1000mg
●番茶	670mg
●ほうじ茶	286mg

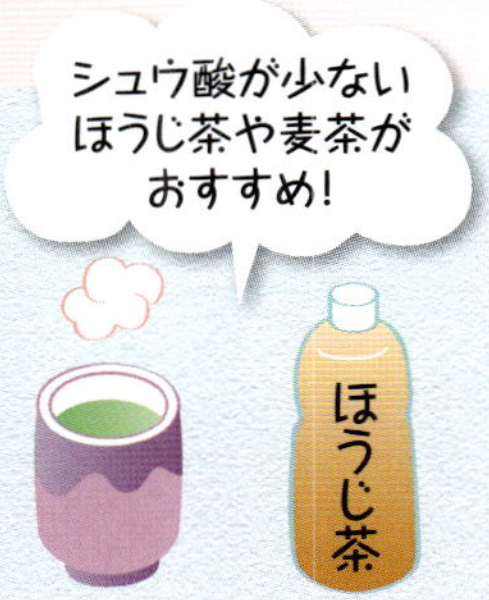
シュウ酸が少ない
ほうじ茶や麦茶が
おすすめ！
ほうじ茶

『尿路結石症診療ガイドライン　第２版』より

尿中のシュウ酸を減らす ポイント

- シュウ酸を多く含む食品をとりすぎない
- ゆでて食べる
- カルシウムといっしょにとる

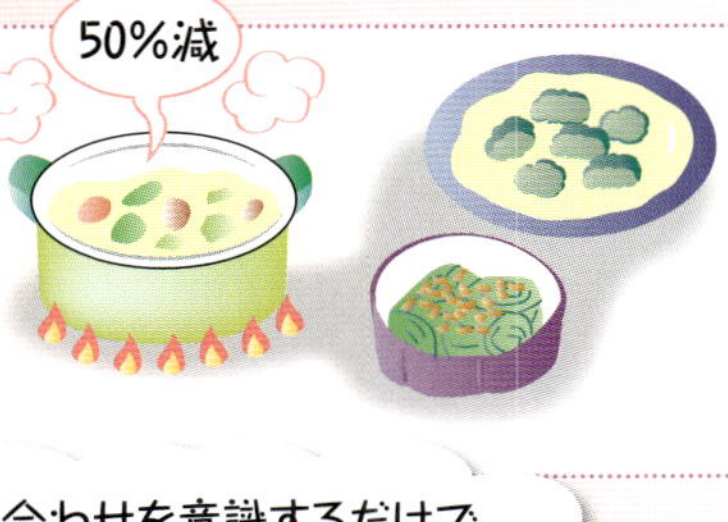
50%減

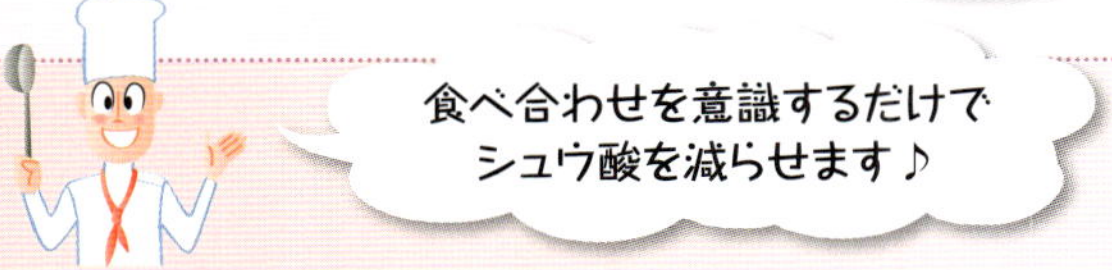
食べ合わせを意識するだけで
シュウ酸を減らせます♪

塩分・糖分の過剰摂取はしない

塩分を過剰摂取すると、尿中へのナトリウムの排泄量が増えるだけではなく、カルシウムの排泄量も増加します。このため、結晶ができやすくなり、これを核として、シュウ酸カルシウムも結石化しやすくなります。さらに、塩には尿中のクエン酸量を減少させる作用もあるといわれ、いっそう結石の再発を招きやすくなってしまいます。

最近の研究によっても、塩分の過剰摂取が高カルシウム尿症とシュウ酸カルシウム結石のリスクを高めることがわかってきました。

一般に、日本人は塩分をとりすぎる傾向があります。1日あたりの目標量は、男性1日9グラム未満、女性7・5グラム未満とされています。しかし、男女ともに2グラム強オーバーしています。できるだけ薄味にして、塩分をとりすぎないように注意しましょう。

また、砂糖の過剰摂取も問題です。動物性食品同様、砂糖をとりすぎると血液が酸性に傾きます。それを中和するために骨のカルシウムが溶け出し、尿中へのカルシウムの排泄が増えます。これがカルシウム結石の再発につながるのです。

砂糖はケーキや菓子類だけではなく、清涼飲料水や炭酸飲料、果実飲料などにもたっぷり含まれています。知らず知らずのうちにとりすぎていることがありますので、注意が必要です。

新鮮な素材を使えば、塩分や糖分を控えてもおいしく食べられます。ダシをきかせたり、酸味や香りを上手に使って、素材の持ち味を生かして調理するといいでしょう。

食塩や砂糖の過剰摂取は尿路結石の再発を招く

塩分を過剰摂取すると……

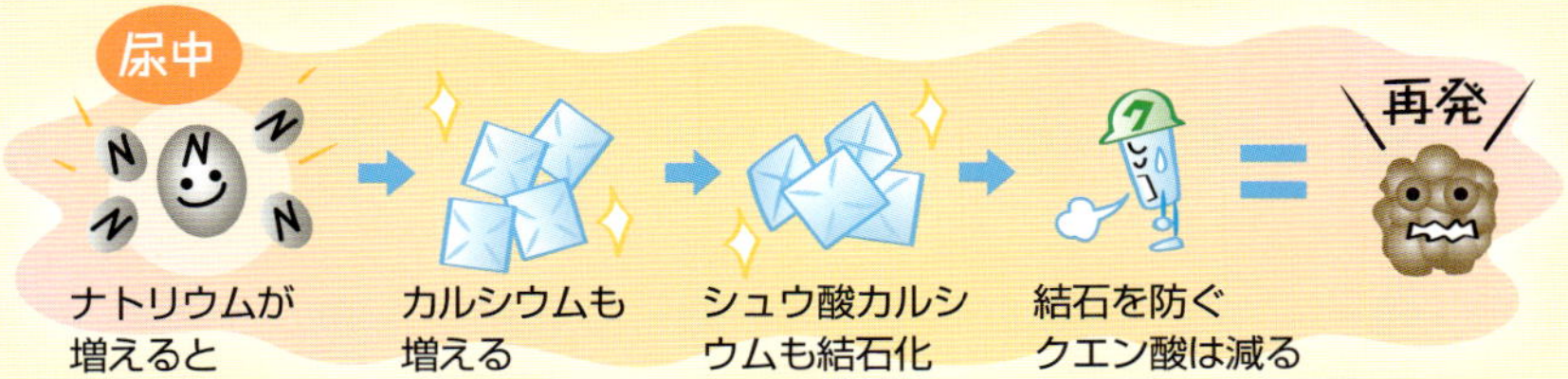
尿中
再発
ナトリウムが
増えると
カルシウムも
増える
シュウ酸カルシ
ウムも結石化
結石を防ぐ
クエン酸は減る

予防

食塩摂取量の平均値		1日の塩分目標摂取量
11.3g	成人男性	9.0g未満
9.6g	成人女性	7.5g未満

厚生労働省　『平成24年国民健康・栄養調査』より

砂糖を過剰摂取すると……

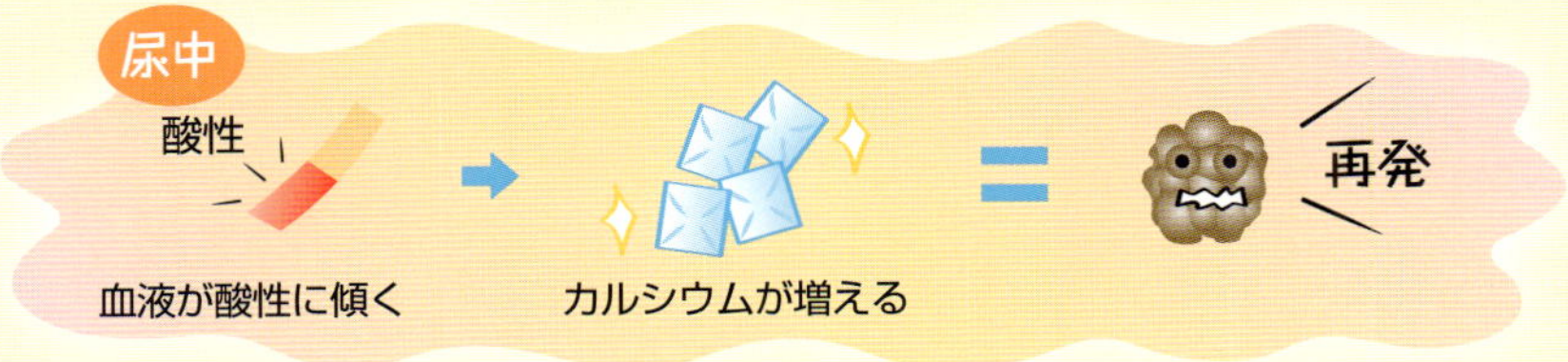
尿中
酸性
血液が酸性に傾く
カルシウムが増える
再発

予防

日本人の1日あたりの砂糖消費量	1日の砂糖目標摂取量（世界保健機関･WHOの指針）
45g	約25g［総摂取エネルギーの5％未満 小さじ6杯程度

厚生労働省
『平成24年国民健康・栄養調査』より

世界保健機関・WHOの指針

市販飲料の砂糖にも注意！

カルシウムは適度にとる

尿路結石の再発を予防するために、かつてはカルシウムの摂取制限が推奨されていましたが、今は積極的にとるべき栄養素と考えられるようになりました。さまざまな研究によって、尿路結石の患者は健常者に比べて、明らかにカルシウムの摂取量が少ないことがわかってきたのです。

何度も述べていますように、カルシウムは腸管内でシュウ酸と結びついて不溶性のシュウ酸カルシウムとなり、便として排泄されます。これによって、尿中へのシュウ酸の排泄が抑えられます。シュウ酸を多く含む食品を食べるときに、カルシウムを一緒にとると効果的といわれるのはこのためです。

しかし、日本人は慢性的にカルシウムが不足しており、1日あたり600ミリグラムという目標量に届いていません。結石患者はさらに少ない傾向があります。再発を防ぐには、最低でも1日600ミリグラム、理想的には800ミリグラム程度とりたいものです。

カルシウムが豊富な食品には、牛乳やチーズ、ヨーグルトなどの乳製品、ワカサギやしらす干しなどの小魚類、海藻類、緑黄色野菜、大豆製品などがあります。

もっともカルシウムの吸収率が高く、手軽にとれるのは乳製品です。牛乳1本で、約200ミリグラムのカルシウムを摂取できます。ただし、脂肪は尿路結石形成の危険因子ですから、脂肪分の多い牛乳は避け、低脂肪の牛乳や乳製品を選びましょう。

また、酢にはカルシウムの吸収を高める働きがあります。ワカサギの南蛮漬けやワカメの酢の物など、カルシウムの多い食品と上手に組み合わせるといいでしょう。

カルシウムを適度にとろう

1日あたりのカルシウム目標量
600～800mg

こんな食品に多く含まれている（100gあたり　※は10gあたり）

◇ 乳製品 ◇

●プロセスチーズ	630mg
●ヨーグルト	120mg
●牛乳	110mg

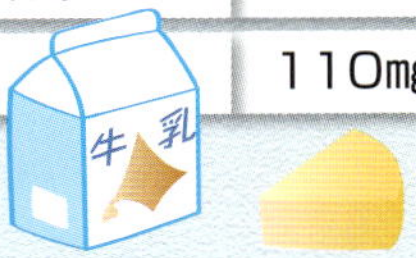

◇ 魚介類 ◇

●干しエビ※	710mg
●ワカサギ	450mg
●しらす干し※	52mg

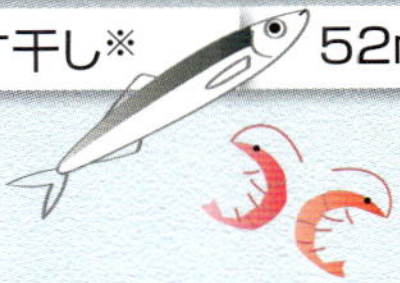

◇ 海藻類 ◇

●干しひじき※	140mg
●生わかめ※	10mg

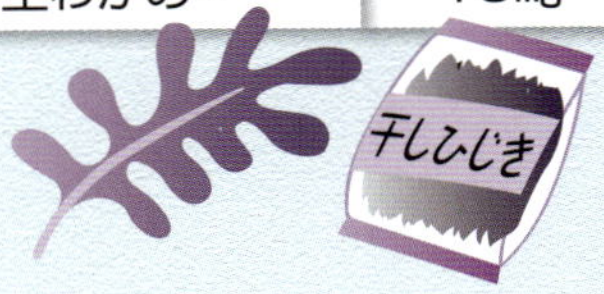

◇ 野菜類 ◇

●モロヘイヤ	260mg
●小松菜	170mg
●菜の花	160mg

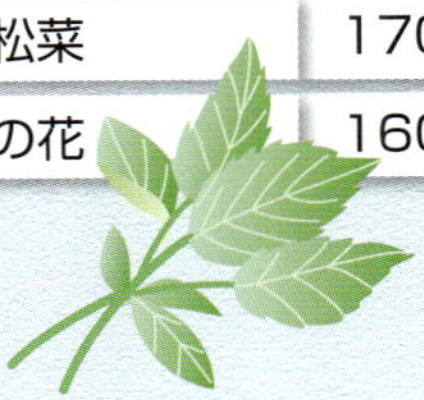

◇ 大豆製品 ◇

●がんもどき	270mg
●生揚げ	240mg
●もめん豆腐	120mg

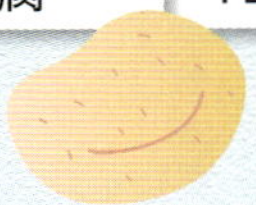

ワンポイント！

酢はカルシウムの吸収を高める。

上手に組み合わせると効果大

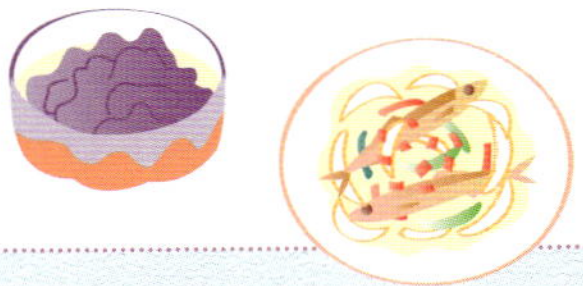

炭水化物・クエン酸も適量摂取

炭水化物には、食物繊維やマグネシウムが多く含まれています。食物繊維に含まれるフィチン酸は、腸管内でカルシウムと結合してカルシウムの吸収を抑え、尿中への排泄を減らします。

また、マグネシウムは、腸管内でシュウ酸と結合してシュウ酸の吸収を妨げ、尿中への排泄を抑えます。尿中においてもシュウ酸と結合し、水に溶けやすいシュウ酸マグネシウムを形成して、シュウ酸カルシウム結石の生成を阻害します。さらに、クエン酸の腎尿細管での再吸収を抑え、尿中への排泄を促進します。

土壌や飲料水のマグネシウム含有量が少ない地域では、尿路結石の頻度が高いという報告もあります。穀類や魚介類など、マグネシウムを多く含む食品を適度にとりましょう。

クエン酸は、尿路結石の形成を抑制するもっとも重要な物質です。尿中でカルシウムとシュウ酸が結合するのを妨げ、シュウ酸カルシウムの結晶化を防ぎます。同様に、リン酸カルシウムの結晶形成を抑える作用もあります。このため、カルシウム結石の再発を予防する効果大です。また、尿のアルカリ化を促進して酸性尿を改善する働きもあり、尿酸結石やシスチン結石の再発も防ぎます。

このような効果が確認され、尿路結石の治療にクエン酸製剤が活用されていますが、クエン酸は果物や梅干し、食酢などの食品にも豊富に含まれています。ただし、果物は過剰摂取するとシュウ酸もとりすぎてしまうことがあるので、適度にとるといいでしょう。クエン酸入りの清涼飲料水は、糖分が心配です。飲みすぎに注意しましょう。

尿路結石形成を抑える２つの因子

マグネシウム

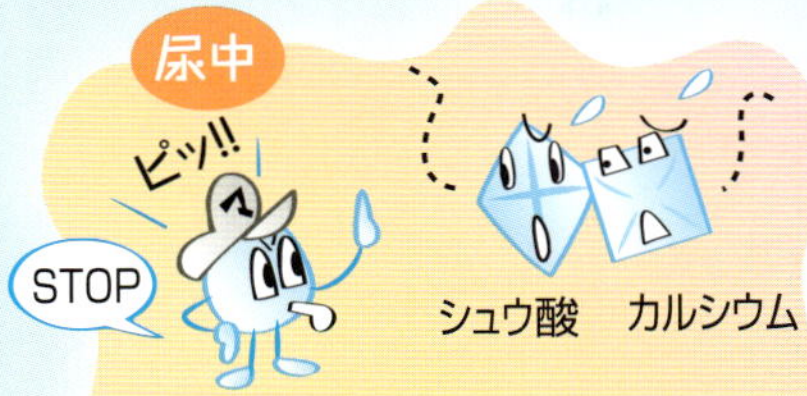
尿中
ピッ!!
STOP
シュウ酸
カルシウム

- シュウ酸の尿中への排泄を抑える
- シュウ酸カルシウム結石の生成を抑える
- クエン酸の尿中への排泄を促進する

マグネシウムを多く含む食品

玄米　そば　アサリ　牡蠣《かき》
緑黄色野菜　海藻類　ナッツ類

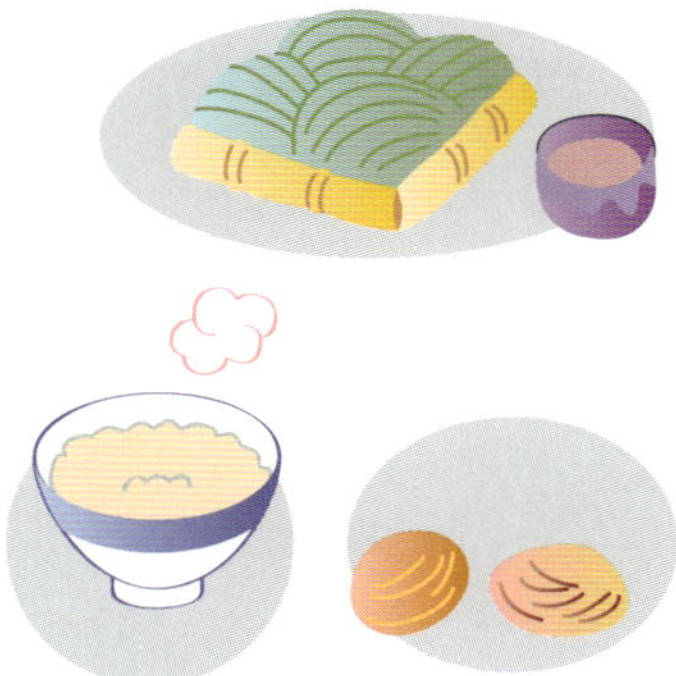

クエン酸

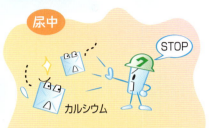

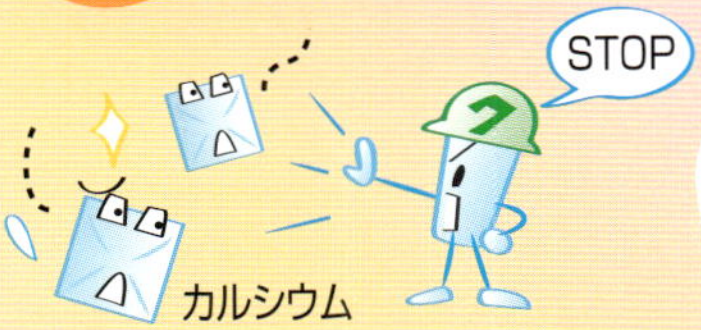
尿中
STOP
カルシウム

- カルシウム結石の形成を阻害する
- 尿酸結石、シスチン結石の形成を抑制する

クエン酸を多く含む食品

果物　特に柑橘類
梅干し　食酢

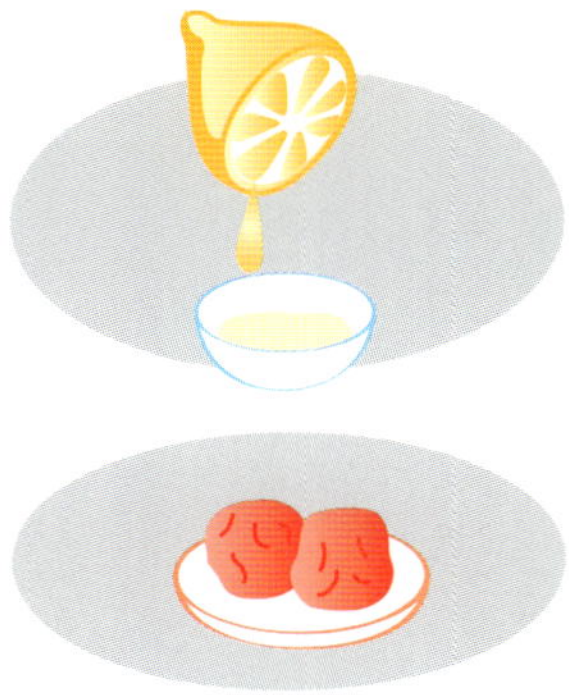

尿酸の原料となるプリン体をとりすぎない

前にも述べましたように、食事からとったプリン体は、代謝されると尿酸になります。血中に尿酸が増えすぎた状態を「高尿酸血症」といい、体液中に溶けきれなくなった尿酸が結晶化して蓄積します。尿中への排泄も増えます。これが痛風や尿路結石、腎障害などを引き起こすのです。

高尿酸血症も生活習慣病の1つといわれ、メタボリックシンドロームと深い関係があることもわかってきました。尿路結石だけではなく、メタボリックシンドロームを予防するためにも、プリン体を多く含む食品をとりすぎないようにしましょう。

プリン体は肉類や魚介類に多く含まれています。肉の内臓や魚の内臓・干物には特に多く含まれていますので、これらの食品の摂取は控えたほうがいいでしょう。

野菜類は、全体的にプリン体は少なめです。ブロッコリーやカリフラワーなどには比較的多く含まれていますが、食物繊維がプリン体の吸収を抑えるので、たっぷり食べても問題ないとされています。

また、肉類や魚介類が尿を酸性化するのに対し、野菜や海藻には尿をアルカリ化する働きがあり、尿酸を溶けやすくします。肉や魚を食べるときは、野菜や海藻もいっしょにとるようにしましょう。野菜は1日350グラムを目標に、積極的に摂取してください。

アルコールは、尿酸の生成を促進する、脱水状態になりやすく尿を濃くする、アルコールそのものにプリン体が多く含まれているなど、尿酸値を上昇させる条件がそろっています。日本酒なら1合、ビールなら中びん1本程度を1日の目安にして、飲みすぎないように注意しましょう。

尿酸増加をまねく「プリン体」

プリン体は代謝されると「尿酸」になる。とりすぎると結石再発の原因となる

食品名	1回使用量	プリン体含量(mg)	食品名	1回使用量
鶏レバー	80g	250	マイワシ干物	80g(2尾)
豚レバー	80g			
		200	サンマ干物	90g(1尾130g)
			スルメイカ	100g(1/2杯強)
牛レバー	80g	170	カツオ	80g(刺身5切)
			サンマ	100g(1尾150g)
		150	マアジ干物	60g(中1尾90g)
			ニジマス	80g
			大正エビ	50g(2尾)
		130	マグロ	80g
		120	サワラ	80g
			カキ	60g(3個)
鶏モモ	80g	100	クルマエビ	50g(5尾)
牛モモ	80g	90	サケ	80g
		70	ウナギ	80g
豚バラ	80g	60		
		40	納豆	40g(小1パック)
			ツナ缶詰	30g
			ブロッコリー	50g
		30	豆腐	100g(1/3丁)
			タラコ	20g(1/4腹)
ウインナーソーセージ	50g(2〜3本)		ちりめんじゃこ	2g
			白米	80g(ごはん1杯180g)
		20	ホウレンソウ(葉)	40g
ボンレスハム	20g(2枚)		魚ソーセージ	60g
			ブナシメジ	50g
		10		
			ひじき	2g
鶏卵	50g(1個)	0	チーズ	20g(1枚)

(紫色)…控える　(橙色)…食べすぎないようにする

『高尿酸血症・痛風の治療ガイドライン　第2版』より

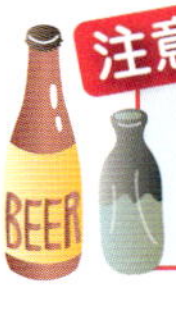

注意！

アルコールのとりすぎは要注意！！

アルコールは、尿酸の生成を促進。脱水状態になりやすく尿を濃くし、さらにアルコールそのものにプリン体が多く含まれているなど、尿酸値を上昇させる条件がそろっている

生活習慣の改善が重要

3度の食事はバランスよくとる

尿路結石も生活習慣病の1つです。メタボリックシンドロームや肥満と密接な関係があることもわかっています。再発を防ぐには、これまでの生活を見直し、健康的な生活へと切り替えていくことがもっとも大切です。

まずは規則正しい生活を励行しましょう。生活のリズムを整えると、自然に食生活のリズムも整ってきます。できるだけ同じぐらいの時間に起床、就寝し、3食規則正しくとるようにしてください。さらに、3食それぞれ、主食、主菜、副菜とバランスのよいメニューを心がけましょう。

主食はご飯やパン、麺類などの穀類でエネルギーを、主菜は肉や魚、卵、乳製品、大豆製品などをメインとしてたんぱく質やカルシウムを、副菜は野菜を中心に海藻やきのこなどを加えてビタミンやミネラルを補給します。デザートに果物を添えると、より食卓が楽しく豊かになります。

ご飯ばかり、肉ばかりではなく、まんべんなく適量とり、できるだけ多種類の食品を食べるようにしましょう。食品の数が多ければ多いほど、栄養のバランスもよくなります。よく噛んで、1つひとつの素材の味を楽しみましょう。早食いは肥満のもと。腹八分目に抑えることも大切です。

このような食生活を続けていくと、肥満していた人も適正な体重に戻り、結石体質から脱出できるはずです。今日からできる範囲で始めましょう。

バランスのよい食事で結石体質から脱出しよう

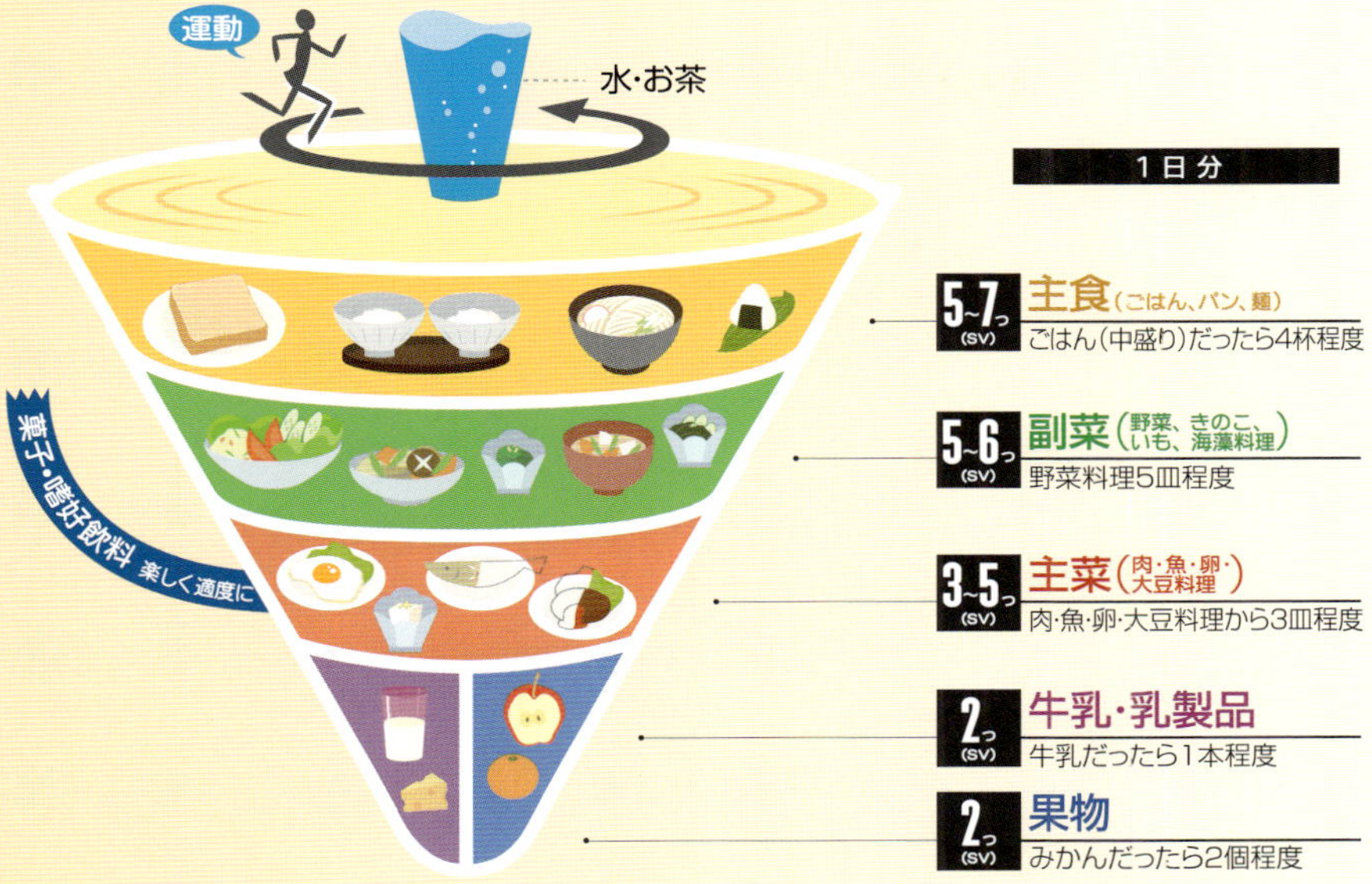

食事バランスガイド（厚生労働省・農林水産省策定）

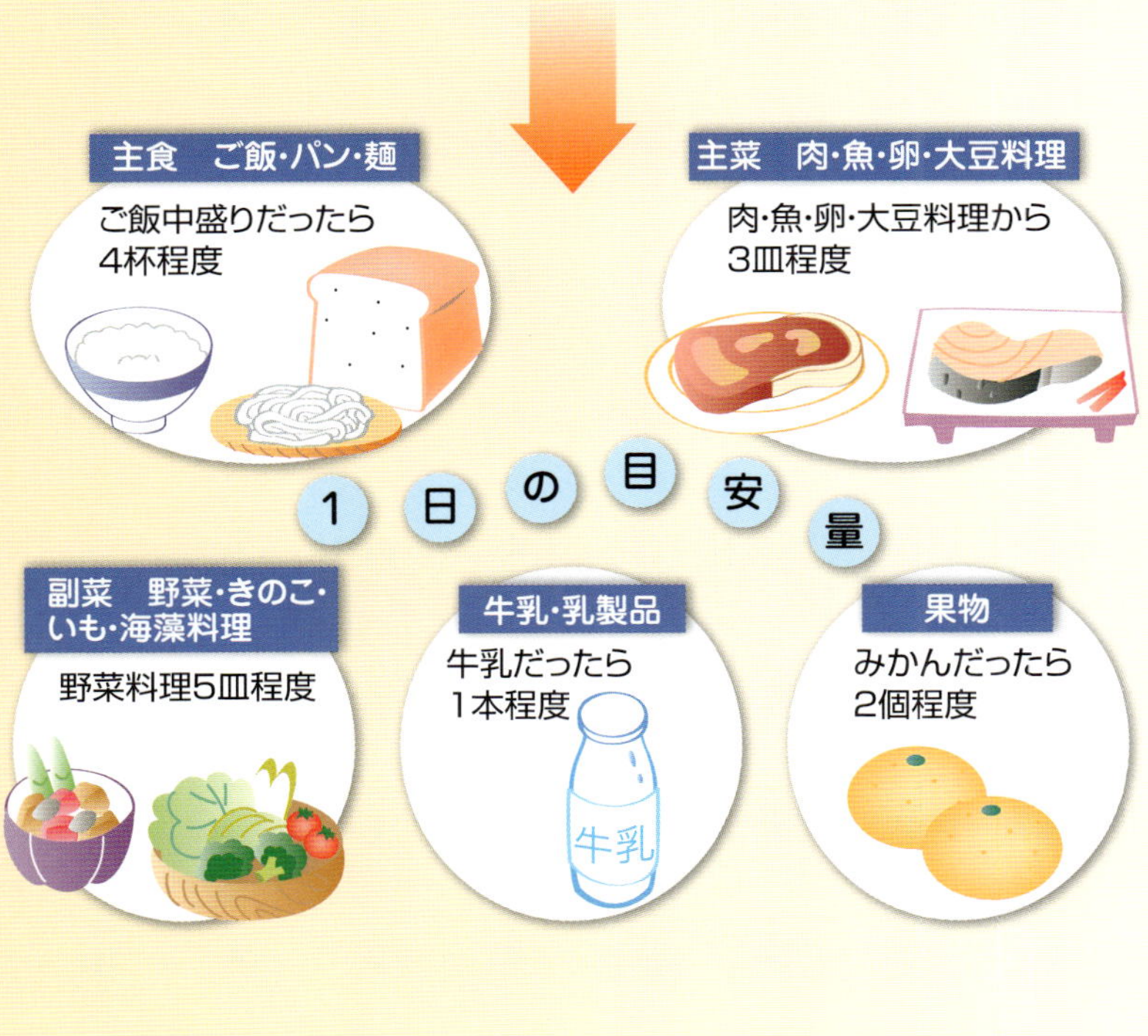

夕食から就寝までは4時間あけて

今述べましたように、規則正しい食生活は健康の基本ですが、忙しさにかまけて朝食は抜き、昼食もコンビニ弁当などで軽くすませ、夜遅い時間にどかんと食べて就寝という人が少なくありません。こんな生活は、自らすすんで尿路結石を呼び込んでいるようなものです。

「結石は夜つくられる」とよくいわれます。夕食をとってすぐに眠ってしまうと、その間に体内では着々と消化吸収が進み、結石形成を促進する物質が尿中に排泄されてたまっていきます。睡眠中は水分の補給がないうえ、呼吸や寝汗で水分が失われるので、ますます尿が濃くなります。つまり、結石ができる好条件がそろってしまうのです。

ですから、夕食から就寝まで少なくとも2時間、できれば4時間くらいあけましょう。その間に水分を補給したり排尿することで、結石形成のリスクが低下します。尿路結石の再発を防ぐには、朝食と昼食はしっかりとり、夕食は早めに軽くとるのが理想的というわけです。

このような規則正しい生活、バランスのよい食事、早めの夕食という尿路結石の再発予防法は、肥満防止効果もあり、すべての生活習慣病の予防につながります。

動物性食品をとりすぎていないか、偏食をしていないか、アルコールをとりすぎていないか、味つけが濃すぎないか、腹八分目を守っているかなど、日々チェックしてみましょう。慣れてくると、自然にできるようになります。

また、起床時、就寝前には、コップ一杯の水を忘れずに飲むようにしてください。

尿路結石の再発を防ぐ食生活のポイント

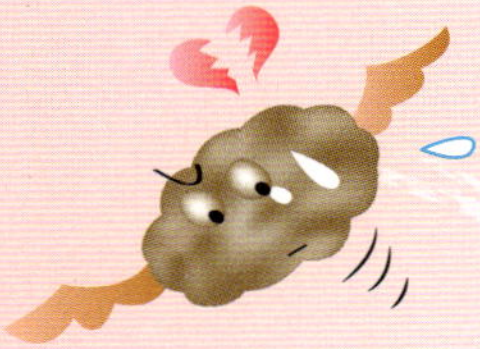

- 水分をたっぷり
- カルシウムを適度に
- 動物性たんぱく質や動物性脂肪は控えめに
- アルコールはほどほどに
- 野菜や果物、青魚を適度に
- 塩分や砂糖は控えめに
- 規則正しく決まった時間に
- 栄養バランスのよい食事を
- 就寝4時間前には夕食をすませて
- 朝・昼はしっかり、夜は軽めに
- 起床時・就寝前にはコップ1杯の水を

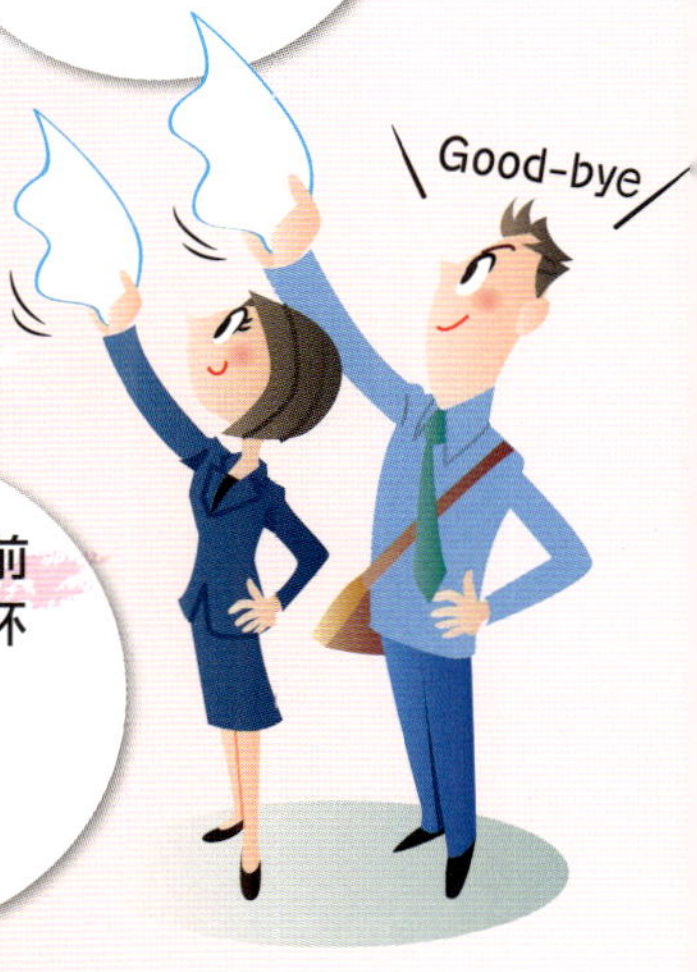

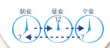

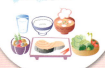

適度な運動が効果的

長期にわたって寝たきりの人や座りっぱなしの職業の人は、尿路結石ができやすいといわれています。動かないと骨からカルシウムが溶け出しやすくなり、尿中への排泄が増えてしまうのです。運動をして適度な負荷をかけると、骨をつくる細胞が活性化し、カルシウムが骨に沈着しやすくなります。

このように、適度な運動は骨をじょうぶにするとともに、骨からのカルシウムの放出を抑え、結石の再発を防ぐ効果があると認められています。また、運動をすると代謝が高まり、尿管の働きが活発になります。尿の流れもスムーズになるため、結晶ができにくくなります。水分をたっぷりとった後に運動をすると、より効果的です。

運動の種類としては、排石効果の高い縄跳びや階段の昇降などが推奨されていますが、足腰が弱っている人にはつらいものがあるでしょう。そんなときは、無理をしないで自分が気軽にできるものを選びましょう。日課として続けることが何より大切です。

ダンベル運動や筋力トレーニングなどの無酸素運動は、体の水分を奪い尿を濃くするので、逆効果になるおそれがあります。酸素を取り入れながら体を動かす、有酸素運動がおすすめです。主なものとして、ウォーキングやジョギング、サイクリングなどがあります。

このうち、もっとも手軽に始められるのはウォーキングです。身体への負担が少なく、いつでもどこでもできます。通勤時や買い物時に、背筋を伸ばしてちょっと速足で歩いてみるのもいいでしょう。運動前後や運動中に、水分の補給を忘れないようにしましょう。

結石再発予防につながる運動の効果

運動をしない環境が続くと……

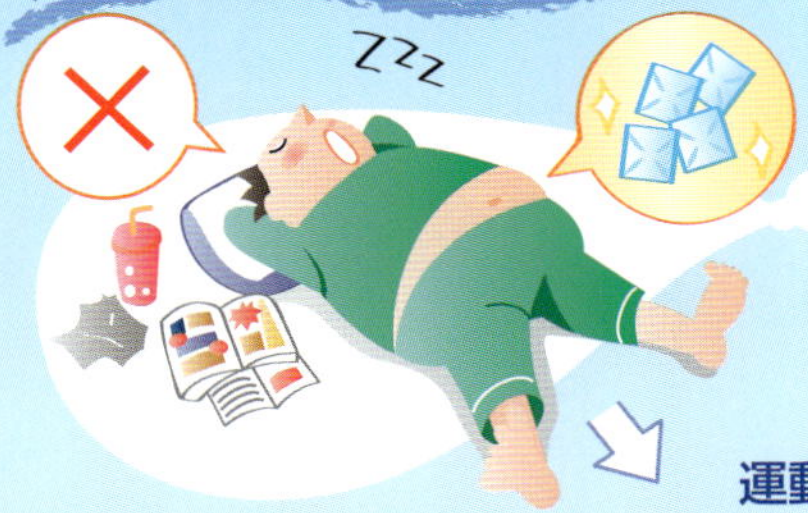

カルシウム結晶が尿に溶けやすくなり、結石ができやすくなる

運動をすると……

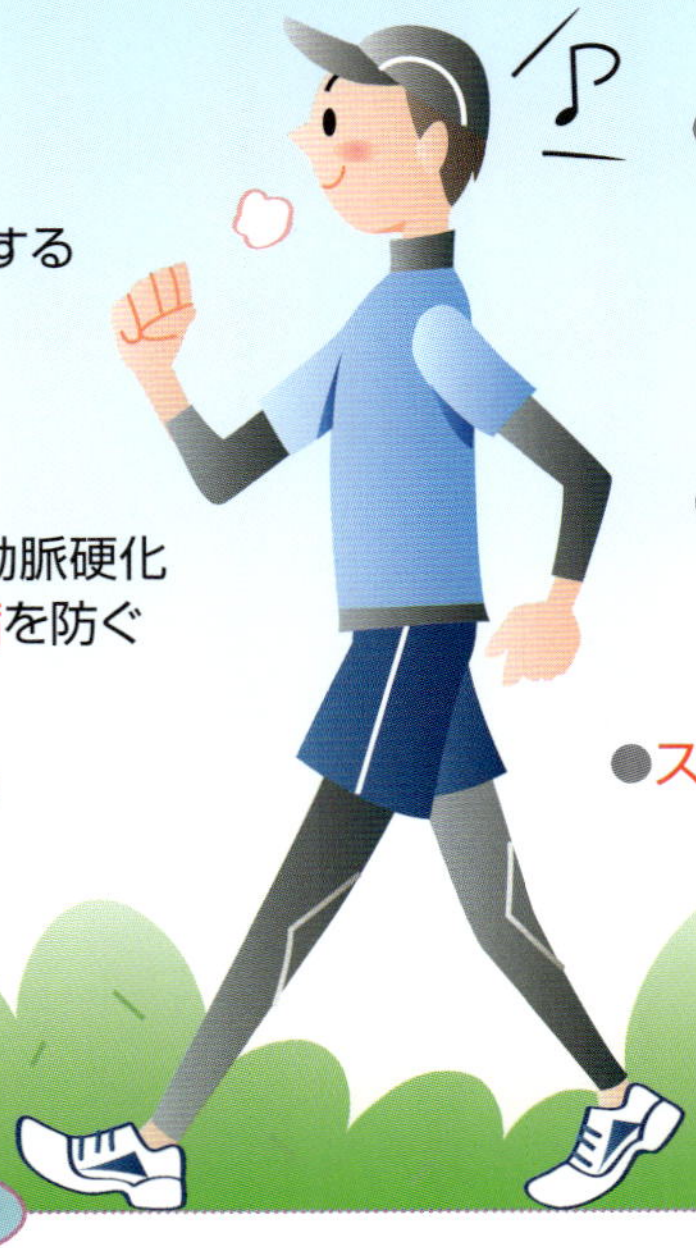

- 全身の血行をよくする
- 肥満を防ぐ
- 高血圧や糖尿病、動脈硬化などの生活習慣病を防ぐ
- 骨をじょうぶにする
- 骨からカルシウムが溶け出すのを防いで、尿路結石の形成を抑える
- 代謝を高めて尿の流れをよくする
- ストレスを発散できる

運動のポイント

- 手軽に続けられるものを選ぶ。おすすめはウォーキング
- 少し汗ばむ程度の運動を30分から１時間
- 少なくとも週に３日、できれば日課として毎日
- 運動前、運動中、運動後に、忘れずに水分の補給を！

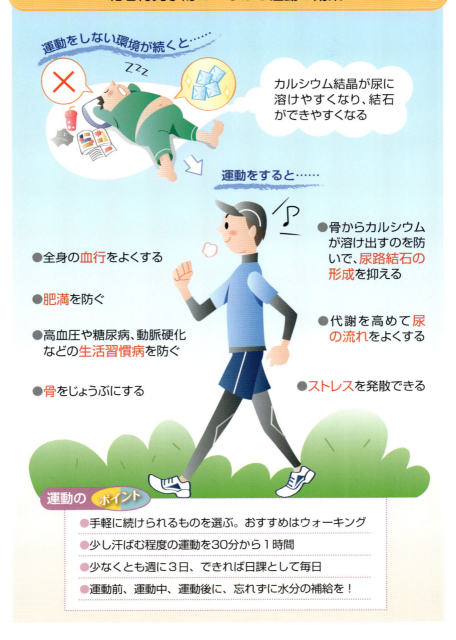

尿路結石の疑問を解決！

再発したらどうしよう、完治に向けてどんなことに気をつければいいのだろうなど、尿路結石は命にかかわる病気ではないとはいえ、心配のタネは尽きません。

そんな不安や疑問にQ＆Aの形でお答えしたいと思います。本文と併せて参考にしてください。

＊　＊　＊

Q1 5ミリくらいの結石があると診断され、自然排石を待つことになりました。出るまで、どれくらい時間がかかるでしょうか？

A
結石の種類や形、位置、大きさ、数などによって異なりますので、こればかりはなんともいえません。1週間程度ですぐに出ることもあれば、数ヵ月かかることもあります。水をたっぷり飲み、ウォーキングなどの適度な運動をしながら、様子を見守りましょう。

その間は面倒だと思いますが、排尿のたびに結石が出ていないか、尿をチェックしてください。排石された結石の成分を調べるのは、再発予防に役立ちます。

今は、「ストーンスクリーン」とか「カルクキャッチ」と呼ばれる、尿は濾《こ》して結石だけを採取できる便利な器具も市販されています。このような器具を利用すると、そう苦にはならないはずです。

たいていの場合、半年以内に排石されるでしょう。

Q2 **小さい結石があり、医師には自然排石をすすめられました。私は早く出したいので手術をしてほしいのですが、医師の指示に従うべきでしょうか?**

A これから海外に赴任するなど特別の事情があれば別ですが、そうでなければまず自然排石を試したほうがいいでしょう。

ＥＳＷＬやＴＵＬなど現在多く用いられている治療法は、安全性が高いとはいえ、結石を破砕するのですからまわりの臓器も多少は傷つきます。合併症を引き起こす可能性もあり、体への負担を考えれば、自然排石するに越したことはありません。しなくてよい手術はできるだけしないほうがいいでしょう。手術をするメリットとデメリットをよく考えて判断してください。

Q3 **ＥＳＷＬを受け、結石を取り除きました。すべて出たはずなのですが、まだ痛みが残っています。この痛みはしだいに消えるのでしょうか?**

A 結石がすべて除去されたのに痛みが残ることは、通常はありません。きれいさっぱり痛みはなくなるはずです。まだ痛いのは、小さな結石が取り切れずに残っているか、他の病気があると考えられます。よくみられるのは尿路感染症です。

詳しい検査を受けることをおすすめします。

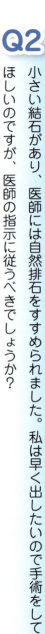

Q4 結石ができやすい体質なのか、再発を繰り返して困っています。どんなことに注意すればいいでしょう？

A なぜ再発するのか、原因を究明することが大切です。先天的に尿管が狭かったり、以前に結石ができたときの治療によって尿管が傷つき狭くなっていることもあります。家族にも結石患者がいる場合は、遺伝的な代謝異常があるのかもしれません。精密な検査を受けましょう。その原因によっては、薬物治療や外科的な手術で改善できる場合もあります。

はっきりした原因がないのに再発を繰り返すときは、生活習慣に問題があるのではないでしょうか。肥満している人は、腹八分目を心がけたり、適度な運動を日課にして、少しずつ体重を減らしていきましょう。また、大好きだからと肉ばかり食べているなど食生活に偏りはありませんか？　野菜や海藻などもたっぷりとるように心がけ、夕食は就寝の3〜4時間前にはすませるようにしてください。十分な水分の補給も忘れないようにしましょう。生活全般を、今一度見直してみることをおすすめします。

Q5 尿路結石の治療を受け、一部出ましたが、まだ残っているものがあります。砕いて小さくなっているので、後は自然排石を待つことになっていますが、出るときに痛いのではないかと心配です。

A 結石が尿に流されて下降するときに、ズキズキすることがあります。そんなときは鎮痛剤《ちんつうざい》や鎮痙《ちんけい》剤《ざい》を使って痛みを鎮めます。しっかり痛みのコントロールを行いますので、さほど心配はいりません。完全に出てしまえば痛みから解放されます。少しでも早くその日が来るように、医師の指示を守ってがんばりましょう。

Q6 再発予防のために、医師に水分をたっぷりとるようにいわれました。硬水のミネラルウォーターと軟水のミネラルウォーターではどちらがよいですか？

A 「硬水」とは、カルシウムやマグネシウムなどのミネラルを豊富に含んでいる水をいいます。一般には、1リットル中に100ミリグラム以上、カルシウムとマグネシウムが含まれているものを「硬水」、それより少ないものを「軟水」と呼んでいます。日本の水はほとんどが軟水で、ヨーロッパや北米は硬水が多いといわれています。

硬水のミネラルウォーターでたっぷりミネラルをとるのはいいのですが、カルシウムの過剰摂取が心配されます。高カルシウム尿症になり、かえって結石を招いてしまうことがあります。どちらかといえば、軟水がおすすめです。ふつうの水道水でOKです。

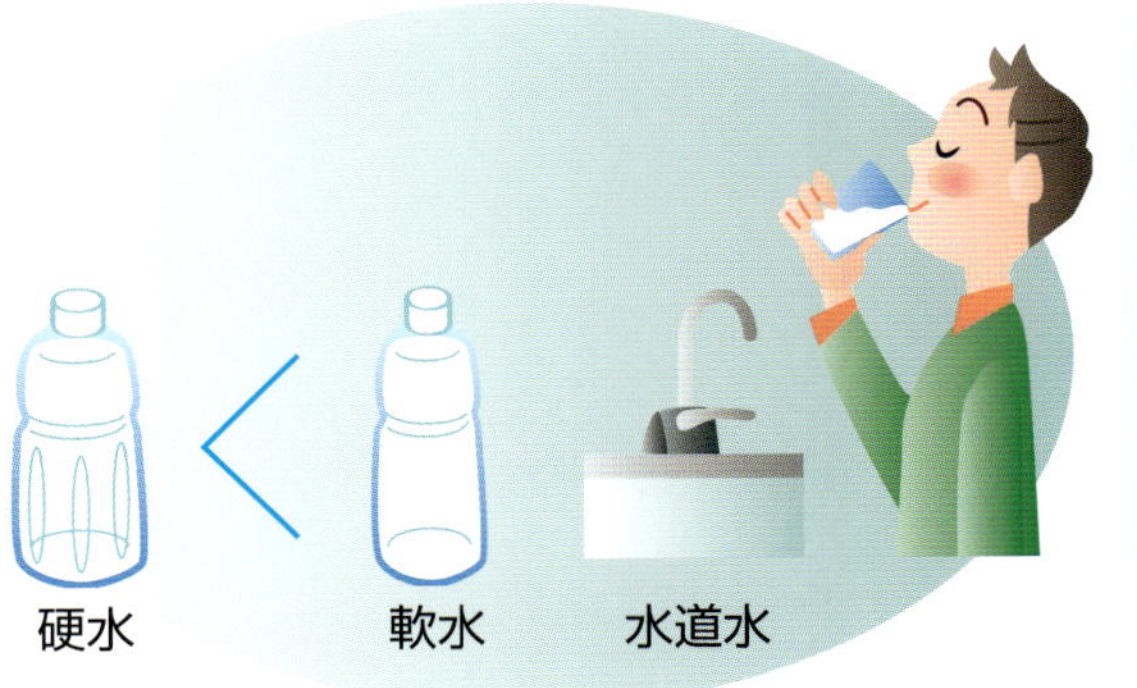

Q7 妊娠初期です。以前、尿路結石にかかったことがあり、運動不足になると再発するのではないかと心配です。もし尿路結石になったら、妊娠中でも治療するのでしょうか？

A 妊娠中はX線撮影やCT検査ができません。特に初期は胎児への影響が心配されるので、これらの検査は避けなければなりません。仮に超音波検査で腎臓の腫れや結石らしきものが見つかっても、尿路結石かどうか確実な判断ができません。妊娠の影響かもしれませんし、腫瘍《しゅよう》や別の病気の可能性もあります。尿路結石が疑われるだけですから、痛みが出た場合は鎮痛剤や鎮痙剤を投与するなど、出産まては対症療法を行うしかありません。

しかし、まだ再発すると決まったわけではありません。安定期に入れば適度な運動ならできるようになりますから、今からくよくよ考えすぎないようにしましょう。ストレスは、おなかの赤ちゃんにも悪い影響を与えますし、体液を酸性に傾けるので結石もできやすくなります。

好きな音楽を聴いたり友達とおしゃべりをしたりして、楽しく過ごすことが大切です。

Q8 尿路結石の治療を受けることになりました。ESWLで砕くということですが、どの程度の痛みがあるのでしょうか。これ以上痛い思いをしたくないのですが。

A 痛みの感じ方には個人差がありますし、使用する機種や症状、結石の硬さなどによっても異なります。まったく平気で治療中もうつらうつらしている人もいれば、痛みを訴え続ける人もいます。

一般にはESWLでは、1回の治療で3000~5000発ほど使用します。このとき、全身麻酔は行いませんが、痛み止めの坐薬か注射を用います。ですから、強い痛みは感じないはずですが、衝撃波があたったときに皮膚の表面にはじかれるような痛みを感じたり、結石が砕けるときにその周辺に痛みを感じることはあります。痛みが強いときにはいつでも中断できますし、鎮痛薬の追加もしてもらえます。がまんしないで医師に告げましょう。

なお、TULやPNLでは、結石の位置によって、局所麻酔や下半身麻酔、全身麻酔などを行いますので、手術中に痛みを感じることはありません。安心して受けてください。

Q9 子どもでも尿路結石になることがありますか？ その場合、やはり大人と同じような治療を受けるのでしょうか？

A 子どもの尿路結石は、シスチン尿症など、先天的な代謝異常によるものがほとんどです。また、中学生くらいでは、副甲状腺ホルモンが過剰に分泌される、原発性副甲状腺機能亢進症によるものもみられます。まれに尿路奇形によって起こることもありますので、精密検査を受けることをおすすめします。

子どもの場合も成人同様、ESWLやTUL、PNLが推奨されています。これらの手術が腎臓の発育に悪影響を与えることはない、と考えられています。

Q10 クエン酸は尿路結石の予防に有効と聞きましたが、クエン酸が豊富なフルーツジュースでも、効果は期待できますか？

A クエン酸にはカルシウム結石や尿酸結石を防ぐ効果がありますので、実際に尿路結石の治療に用いられています。ただし、フルーツジュースの効果については、まだはっきり確認されていません。リンゴジュースやグレープフルーツジュース、クランベリージュースなどを用いた研究結果が報告されていますが、有効とするものがある一方、無効というものもあり、一定の評価を得るまでには至っていません。

ジュースで大量にとるよりも、レモンやオレンジ、夏ミカンなどの柑橘系の果物を適度にとるようにするといいでしょう。

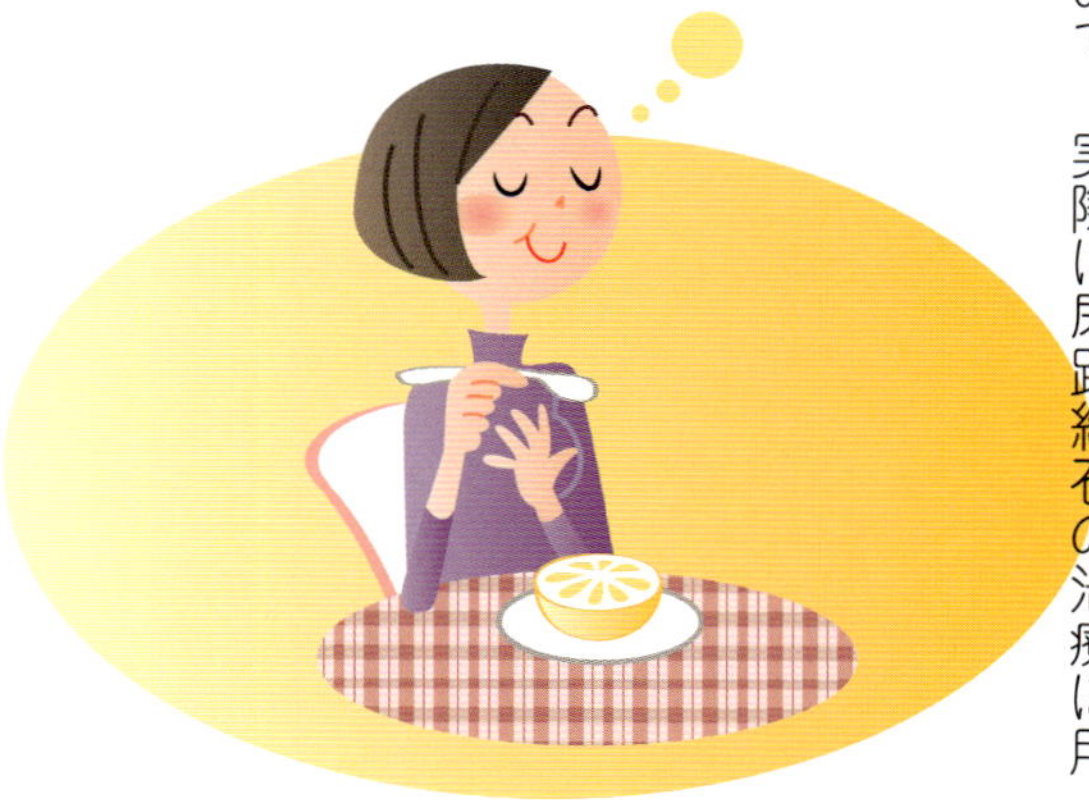

参考文献

- 尿路結石症診療ガイドライン（日本泌尿器科学会 日本Endourology・ESWL学会 日本尿路結石症学会 編 金原出版株式会社）
- 尿路結石症診療ガイドライン 第2版（日本泌尿器科学会 日本泌尿器内視鏡学会 日本尿路結石症学会 編 金原出版株式会社）
- やさしい尿路結石の自己管理（郡健二郎 編 医薬ジャーナル社）
- 尿路結石症を治す（伊藤晴夫 著 法研）
- 尿路結石症の治療と食事療法（伊藤晴夫 成田和子 著 日東書院）
- 腎臓結石、尿路結石が気になる人へ（やさしい医学と健康のシリーズ）（東間紘 著 東洋出版）

スーパー図解『尿路結石症』

難解病名・医学用語解説

●本文中に＊がふってあります。
読み進むうえでの参考にしてください。

16頁

脂質異常症

血液中のＬＤＬコレステロールや中性脂肪が多すぎたり、ＨＤＬコレステロールが少なすぎるもの。かつては「高脂血症」と呼ばれていたが、「善玉」と呼ばれるＨＤＬコレステロールは少なすぎると動脈硬化を促進するため、血中の脂質の異常という意味で、脂質異常症と改められた。生活習慣病の1つで、動脈硬化の原因となる。

メタボリックシンドローム

内臓脂肪型肥満に加えて、高血糖、高血圧、脂質異常のうち、いずれか2つ以上を併せ持っているもの。これらの病気は単独でも動脈硬化を促進するが、合併していると、そのリスクが急激に高まる。それぞれの症状が軽く、予備群といわれる状態であっても、重複すると急速に動脈硬化が進行するので注意が必要。

20頁

膀胱炎

尿路感染症の1つで、急性と慢性がある。前者は細菌が膀胱内に侵入して炎症を起こしたもの。主な症状は排尿痛や頻尿、残尿感、下腹部痛など。抗菌薬の服用で完治する。後者は、急性膀胱炎が慢性化したものと、非細菌性のものがある。どちらも急性膀胱炎に似た症状を示すが、軽いことが多く、自覚症状があまりない場合もある。

40頁

尿道炎

細菌が尿道に侵入して炎症を起こしたもの。女性では膀胱炎が広がって起こることが多く、男性では性行為によって起こることがほとんど。男性の尿道炎は大きく、淋菌《りんきん》による「淋菌性尿道炎」と、それ以外の微生物による「非淋菌性尿道炎」とに分けられる。非淋菌性の多くはクラミジアが原因となっている。主な症状は、排尿痛や尿道から出る膿、腫れなど。淋菌性のほうが症状が強く、前立腺炎や精巣上体炎を引き起こすことがある。

腎盂腎炎

腎盂や腎杯、腎実質などに細菌が感染して炎症を起こしたもの。急性と慢性があり、前者の主な症状は高熱や頻尿、尿の濁り、残尿感、血尿、腰痛など。治療が遅れると、敗血症を起こして命を落とすことがある。慢性腎盂腎炎は、急性腎盂腎炎が慢性化したもので、腎機能が低下して腎不全に陥ることもある。

42頁

痛風

高尿酸血症によって、血液中に溶けきれなくなった尿酸の結晶が、足の指や足首、膝などの関節の組織に沈着して、炎症が起こるもの。主な症状は、激しい痛みや腫れ、発赤、熱感など。ほとんどが男性で、40代前後に多く発症する。進行すると、関節が変形したり、機能障害が残ることもある。なお、高尿酸血症とは、血液中の尿酸値が高い状態をいい、高尿酸血症があるとメタボリックシンドロームの頻度も高くなる。

56頁
クレアチニン

アミノ酸の一種であるクレアチンが代謝されてできた物質。クレアチニンを調べることによって、腎臓の機能が正常に働いているかどうか、おおよそのことがわかる。また、クレアチニンの量は筋肉の量に比例するため、筋肉の病気がないかどうかも推定できる。クレアチニンの数値が基準値より高い場合は腎機能が低下していると考えられ、低い場合は筋肉に異常があると考えられる。

尿素窒素

たんぱく質が分解されてできる最終代謝物で、血液中の尿素に含まれる窒素成分。クレアチニンとともに、腎機能の指標に用いられる。尿素窒素の大部分は腎臓で濾過されて尿中に排泄されるが、腎機能が低下していると、血液中に残ってしまう。尿素窒素が基準値より高い場合は、腎機能障害が、低い場合は肝硬変などが疑われる。ただし、たんぱく質のとりすぎや摂取不足などで、異常値が出ることもある。

60頁
CRP（C反応性タンパク）

体内に炎症が起きたり、組織が壊れたりしたときに血液中に増加するたんぱく質。そのため、CRP値の測定は炎症の早期診断に役立つ。白血球数などの検査を併せて行うことによって、病気の進行度や重症度、経過なども判定できる。

62頁
尿pH《ペーハー》

尿の酸性度。専用の試験紙を尿に浸すと、尿が酸性かアルカリ性か、またその程度がわかる。健常者の尿は、通常は6・0前後の弱酸性を示す。酸性尿の場合は痛風や糖尿病、腎炎などが、アルカリ性尿の場合は尿路感染症や過呼吸などが疑われる。ただし、食べ物や運動、睡眠などによって、1日のうちにも尿pHは大きく変動する。

72頁
排尿障害

なんらかの原因で排尿がスムーズにいかないもの。尿が出にくい排尿困難、尿が漏れる尿失禁、尿の回数が多すぎる頻尿、尿が出るときに痛む排尿痛、尿が出きっていないように感じる残尿感などがある。原因としては、高齢男性では前立腺肥大症が多く、女性では膀胱の神経過敏や尿路感染症、骨盤底のゆるみ、尿道括約筋の機能低下などが挙げられる。男女共通の原因としては、排尿をコントロールする神経に障害が起きる、神経因性膀胱がある。

102頁
ADH（抗利尿ホルモン）

脳下垂体から分泌されるホルモン。腎臓の尿細管に作用して水分の再吸収を促し、尿量を調整する働きがある。大量に汗をかいたり、脱水状態に陥ったときは、ADHの分泌が盛んになり、尿量が減るため、水分の損失が少なくてすむ。逆に、大量に水を飲んだときは分泌が抑制され、腎臓からの水分の再吸収が減り、尿量が増える。

●監修
坂本善郎（さかもと・よしろう）
順天堂大学医学部附属練馬病院泌尿器科先任准教授、泌尿器科科長
1982年筑波大学卒業、1989年順天堂大学大学院卒業　1982年順天堂大学泌尿器科学講座入局、水戸済生会総合病院泌尿器科、三井記念病院泌尿器科、1993年より米国ノースカロライナ州ウェイクフォレスト大学医学部癌センターに留学。日本泌尿器科学会専門医・指導医、日本がん治療認定医、2005年より現職。
日本癌治療学会、日本再生医療学会、日本抗加齢医学会　他。

スーパー図解
尿路結石症

平成27年2月23日　第1刷発行

監修者　坂本善郎
発行者　東島俊一
発行所　株式会社 法研

〒104-8104　東京都中央区銀座1-10-1
販売 03(3562)7671／編集 03(3562)7674
http://www.sociohealth.co.jp
印刷・製本　研友社印刷株式会社
0123

ISBN 978-4-86513-157-4 C0377　定価はカバーに表示してあります。